GUIDE PRATIQUE

DES MALADES

AUX EAUX DE VICHY

COMPRENANT

L'examen des Propriétés médicales des Eaux,
leur mode d'action et l'étude des maladies qui s'y rattachent,
avec l'hygiène et le régime à suivre
pendant et après le traitement,

PRÉCÉDÉ

DE L'HISTOIRE ET DE LA TOPOGRAPHIE DE VICHY ET DE SES ENVIRONS,

PAR F. BARTHEZ

Docteur en medecine de la Faculté de Paris ; medecin principal des armees ;
medecin en chef de l'hôpital thermal militaire de Vichy ;
ex-mèdecin en chef de l'hôpital militaire du Gros-Caillou ;
officier de la Legion d'honneur ; membre titulaire de la Société medicale
des hôpitaux de Paris et de la Société d'hydrologie ;
membre correspondant de l'Academie royale de medecine de Madrid ·
des Sociétes de medecine de Lyon, Rouen, etc.

—

CINQUIÈME ÉDITION

Revue et augmentée, ornée de lithographies
et d'un plan général de la ville.

PARIS.

J.-B. BAILLIÈRE, LIBRAIRE DE L'ACADÉMIE DE MÉDECINE,
RUE HAUTEFEUILLE, 19 ;

A VICHY, CHEZ TOUS LES LIBRAIRES.

1857

GUIDE PRATIQUE

DES MALADES

AUX EAUX DE VICHY

Les eaux minérales sont une richesse
dont on doit compte à l'humanité.
ALIBERT.

TYP HENNUYER, RUE DU BOULEVARD, 7 BATIGNOLLES
Boulevard extérieur de Paris.

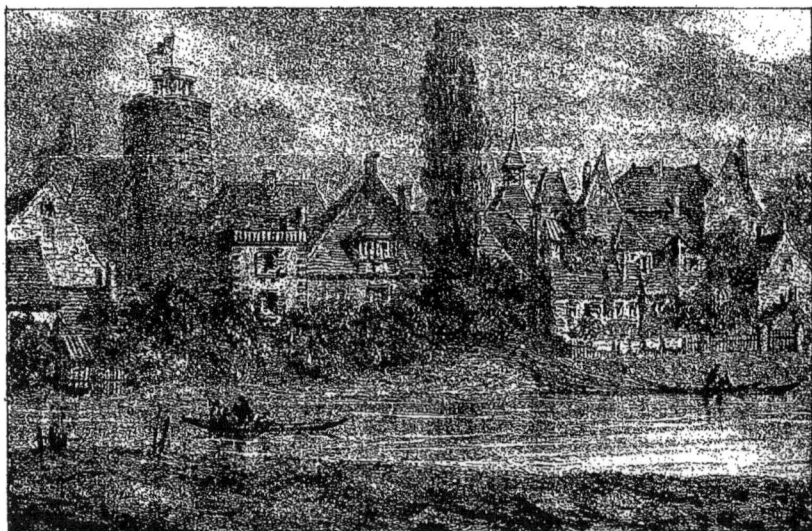

Imp. Thierry frères, Paris.

VICHY LA VILLE VUE DES BORDS DE L'ALLIER.

GUIDE PRATIQUE

DES MALADES

AUX EAUX DE VICHY

COMPRENANT

L'examen des Propriétés médicales des Eaux,
leur mode d'action et l'étude des maladies qui s'y rattachent,
avec l'hygiène et le régime à suivre
pendant et après le traitement,

PRÉCÉDÉ

DE L'HISTOIRE ET DE LA TOPOGRAPHIE DE VICHY ET DE SES ENVIRONS,

PAR F. BARTHEZ

Docteur en médecine de la Faculté de Paris; médecin principal des armées;
médecin en chef de l'hôpital thermal militaire de Vichy;
ex-médecin en chef de l'hôpital militaire du Gros-Caillou:
officier de la Légion d'honneur; membre titulaire de la Sociéré médicale
des hôpitaux de Paris et de la Société d'hydrologie;
membre correspondant de l'Académie royale de médecine de Madrid;
des Sociétes de médecine de Lyon, Rouen, etc

—

CINQUIÈME ÉDITION

Revue et augmentée, ornée de lithographies
et d'un plan géneral de la ville.

PARIS.

J.-B, BAILLIÈRE, LIBRAIRE DE L'ACADÉMIE DE MÉDECINE,
RUE HAUTEFEUILLE, 19;

A VICHY, CHEZ TOUS LES LIBRAIRES.

1857

AVANT-PROPOS.

L'accueil favorable qu'on a fait aux quatre premières éditions de cet ouvrage, et la rapidité avec laquelle elles se sont écoulées, en ont suffisamment démontré l'utilité. Encouragé par ce succès, et jaloux de m'en rendre de plus en plus digne, j'ai cherché à améliorer mon travail, en y faisant entrer des développements nouveaux et plus complets que ceux qui se trouvent dans les autres éditions. J'en ai élargi le cadre, en y introduisant un aperçu général des propriétés thérapeutiques des eaux, avec l'indication et la contre-indication; l'examen des effets produits sur l'organisme par les maladies chroniques; enfin le

1

résultat statistique de l'action des eaux à
l'égard de chaque espèce de maladie, et de
leurs effets consécutifs quand ils ont été con-
firmés par le temps, afin d'indiquer aussi exactement que possible les limites de la puissance
médicale de ces eaux par des faits bien connus,
et après une ou plusieurs années d'épreuve;
car vouloir enregistrer comme vrais des résultats obtenus aussitôt après la cure, c'est le
plus souvent le moyen d'exagérer ou de dis-
créditer les effets salutaires des eaux, attendu
que les succès peuvent n'être qu'éphémères
et les insuccès obtenir plus tard des résultats
favorables. Ne pas s'appuyer sur des faits bien
constatés, par une action ultérieure, c'est vouloir faire de la concurrence ou de la spécu-
lation en fait de santé, ce qui est mal.

De plus, j'ai exposé avec le plus de précision et de clarté possibles les causes des maladies, ainsi que les soins hygiéniques qu'elles
réclament pendant et après la cure. Je me
suis attaché à écarter tous les termes techni-
ques, afin de me mettre à la portée des ma-

lades qui n'ont pas fait une étude spéciale de la médecine.

C'est à l'opportunité plus encore qu'au mérite de cet ouvrage que je dois de pouvoir offrir aujourd'hui cette cinquième édition au public ; c'est par les conseils qu'on y trouve sur le danger qu'il y a de prendre sans discernement des eaux douées de propriétés aussi actives que celles de Vichy, que ce guide est devenu indispensable aux personnes qui se proposent d'en faire usage; car tout remède qui peut faire beaucoup de bien peut aussi, lorsqu'il est inopportunément administré, faire beaucoup de mal.

Les eaux minérales, il faut le dire, sont des médicaments préparés de longue main par la nature, et dont l'emploi fait avec prudence et bien indiqué constitue, sans aucun doute, l'une des médications les plus puissantes que nous connaissions, et les plus appropriées en même temps à la délicatesse de nos organes. Les résultats de guérison obtenus par ce moyen sont tellement positifs, que le gouvernement,

ainsi que les académies savantes, encouragent
l'étude et recommandent tous les ans l'emploi des eaux minérales, qui sont incontestablement pour quelques maladies les seules
ressources de guérison. Les populations, de
leur côté, sont si bien pénétrées de leurs salutaires effets, que le nombre des malades
augmente annuellement dans tous les établissements d'eaux minérales; car ce nombre,
qui, d'après le rapport de M. Patissier, n'était
que de 35,000, il y a une vingtaine d'années, s'est élevé en 1852, dans les divers établissements thermaux de France, à 93,256.

J'ajouterai ici ce que je disais dans l'avant-
propos d'une précédente édition : « J'ai cherché, par de nombreuses expériences, à mieux
préciser qu'on ne l'a fait jusqu'à présent l'action physiologique que l'eau de Vichy exerce
sur nos organes, soit dans l'état de santé, soit
dans l'état de maladie; à éclaircir et à mettre
en ordre sous ce rapport quelques idées épar-
ses ou peu connues, de manière à permettre
aux médecins de mieux connaître ces eaux,

et aux malades de les prendre avec plus d'efficacité. J'ai fait de toutes ces expériences un résumé aussi précis que substantiel, que j'ai indiqué seulement, les bornes de cet ouvrage ne permettant pas de les rapporter dans leur entier développement.

« J'ai agrandi mon travail par un résumé concernant les questions historiques, géographiques et géologiques de Vichy et de ses environs, dont les éléments ont été puisés dans les ouvrages des auteurs qui se sont le plus occupés de ces diverses questions : de tous ces travaux réunis, je me suis efforcé d'extraire brièvement un tout harmonique, afin de les compléter les uns par les autres, en y ajoutant tout ce que j'ai pu apprécier par moi-même.

« Je ne sais si j'aurai réussi à rendre cette dernière partie aussi intéressante que je me le suis proposé pour l'agrément des baigneurs, naturellement désireux de connaître d'avance les lieux qu'ils doivent habiter; mais toujours est-il que j'ai cherché de bonne

foi à apporter dans ce livre' toute l'exactitude
désirable ; à réunir et à coordonner dans un
seul et même volume tous ces éléments épars,
dont l'ensemble doit former un tout complet,
de manière à offrir aux malades tout à la fois
l'utile et l'agréable.

« Ce guide était d'autant plus nécessaire,
que les ouvrages qui avaient été publiés sur
les eaux de Vichy par les anciens médecins
n'étaient plus au niveau des connaissances
médicales, et que les conseils donnés à cette
époque ne pouvaient aujourd'hui recevoir aucune application, par suite des changements
qui se sont introduits dans notre manière de
vivre et dans nos habitudes.

« J'ai pensé, d'après ces considérations, qu'il
serait également utile, pour les personnes qui
se rendent à Vichy, de tracer les règles hygiéniques à suivre, et d'indiquer sommaire-
ment ce qu'il convient de faire pour seconder
l'action salutaire des eaux ; car, il faut bien
le dire, si nous n'obtenons pas toujours des
résultats favorables, si ces eaux restent sou--

vent sans effet ou deviennent parfois nuisibles, nous devons nous en prendre bien moins
aux qualités incontestables qu'elles possèdent,
qu'à l'oubli, pendant le traitement, des précautions hygiéniques indispensables à la cure.

« Le travail que je présente est loin d'être
parfait, je le sais; mais si, malgré cet aveu,
qui n'est pas celui d'une fausse modestie, il
se trouvait encore des esprits disposés à le critiquer, je leur dirais que l'art de guérir n'est
point une profession purement littéraire, mais
bien une espèce de sacerdoce, que chaque médecin doit pratiquer selon ses propres forces,
sans trop se préoccuper des efforts de la critique, et sans perdre jamais de vue ces pa-
roles d'Alibert : « Le médecin des eaux doit
« être le prêtre du temple; il est là pour
« éclairer les malades, les diriger par une
« bonne méthode, et rectifier les idées ou les
« préjugés qu'ils pourraient y apporter. »

C'est en se conduisant d'après ces principes que le médecin pourra remplacer aujourd'hui, auprès des baigneurs, le génie

bienfaisant, la naïade compatissante, le souvenir d'un saint révéré, ainsi que tous les
agents mystiques qui, chez les peuples anciens
ou dans le moyen âge, présidèrent successivement aux propriétés bienfaisantes des eaux
minérales.

GUIDE PRATIQUE

DES MALADES

AUX EAUX DE VICHY

Origine de Vichy ou Vichy d'autrefois.

Les premières notions qui existent sur l'origine de Vichy reposent sur des conjectures, comme tout ce qui se rapporte à des faits très-anciens ; il serait, par conséquent, inutile de se livrer à des recherches pour approfondir une semblable question, car ce n'est véritablement qu'à partir du treizième siècle qu'il est permis de suivre les trace de son existence.

Disons d'abord, avant d'aller plus loin, d'où vient le nom de Vichy. D'après de vieilles chroniques, ce nom dérive de *gwich* ou *wich*, qui signifie, dans le langage druidique, *force, vertu*, et de *y eau*. Selon d'autres, et cette origine me semble se rapprocher davantage de la vérité, Vichy viendrait de *vicus calidus* (village chaud). Quoi qu'il en soit, c'est sous le nom de *Aquæ calidæ* qu'on

1.

désigne Vichy dans la *Table théodosienne* ou *de Peutenger*.

L'histoire écrite, les routes romaines, les débris de toute espèce qu'on découvre journellement à Vichy, tels que piscines, baignoires, poteries, pilastres, statuettes en terre, petits bronzes du Bas-Empire, monnaies grecques et romaines, tout, en un mot, prouve suffisamment que Vichy formait autrefois un établissement considérable. Les plus belles médailles qu'on y ait rencontrées, en grand et moyen bronze, sont à l'effigie d'Auguste, d'Agrippa, de Claude, de Trajan et des Antonins.

Ces thermes, après avoir été très-fréquentés pendant le premier et le deuxième siècle, perdirent de leur importance vers le troisième.

César, dit l'histoire, aurait passé sur le pont de Vichy, situé sur l'Allier, en suivant la route romaine qui allait de Clermont à Roanne, à son retour du siége de Gergovie des Arvennes.

C'est au vainqueur de Vercingetorix qu'on fait remonter le premier établissement thermal, très-fréquenté par les Romains. Tous les édifices construits par eux furent détruits plus tard par les hordes du Nord, à l'époque où celles-ci firent irruption dans les Gaules. Il serait difficile de dire ce que devint Vichy pendant toutes ces guerres de dévastation ; or, comme ce serait ce jeter encore dans le vague des hypothèses, il vaut mieux, je pense, aborder franchement la partie positive de cette histoire, en remontant d'un seul trait jusqu'au douzième siècle, puisque ce n'est qu'à partir de cette époque seulement que nous trouvons, suivant Coiffier (*Histoire du Bourbonnais*), que Vichy, dans ce temps-là, était déjà le siége d'une des châtellenies du Bourbonnais. Il est dit aussi qu'en 1208 une famille considérable portant le nom de Vichy, descendant des seigneurs d'Albret, possédait la majeure partie des terres qui avoisinaient Vichy, et que ces biens furent confisqués par le roi de France sur les descendants de cette famille, vers le quinzième siècle.

A cette époque, la ville se divisait en plusieurs quartiers, à cause de son étendue. Le premier portait le nom de *Moustier*, point occupé aujourd'hui par l'établissement thermal ; le deuxième était appelé le quartier des Juifs : il était situé entre Vichy et Cusset ; le troisième portait le nom de *Ville* ; le quatrième, enfin, était connu sous le nom de *Château-Franc* : c'est ce quartier qui forme la ville actuelle.

En 1410, Louis XI, duc de Bourbon, qui fut, à toutes les époques de sa vie, le protecteur zélé de Vichy, fonda le monastère des Célestins, ainsi que son église, avec l'intention d'y finir ses jours au service de Dieu. Il fit paver les rues, creuser des fossés et élever des murs autour de la ville ; on en voit encore une partie du côté de la source des Célestins. Vichy devint ensuite une place forte avec remparts, tours crénelées, fossés et ponts-levis ; on y entrait par trois portes, dont la dernière a disparu en 1848. De sept tours qui existaient, il n'en reste plus qu'une, la plus élevée de toutes, qui se trouve placée au milieu de la ville actuelle. Cette tour servait anciennement de vigie ; aujourd'hui elle sert de clocher et l'on y voit l'horloge de la ville. On trouve encore, en parcourant les rues, quelques maisons offrant des traces de l'architecture du douzième siècle, ainsi que la fontaine des Trois-Cornets, sur la place de ce nom, qui porte le millésime de 1583.

De tous les anciens monuments, il ne reste plus maintenant que l'église paroissiale, chapelle de l'ancien château, placée sous l'invocation de saint Blaise, et la tour dont nous venons de parler.

En 1440, pendant la guerre de la Praguerie, dite du *Bien public*, guerre dont Charles Ier, duc du Bourbonnais, fut le principal instigateur, le duc de Bourbon, alors dauphin, ayant manqué à la promesse qu'il avait faite de se soumettre, lui et les seigneurs ses complices, le roi Charles VII, son père, mécontent de la conduite de son fils, rassembla ses états d'Auvergne, et partit, cette même année, de Clermont, pour étouffer la révolte. Vichy, une des places les plus fortes des rebelles, attira naturellement l'attention et le ressentiment du roi ; il se porta à marches forcées sur Vichy, dont il fit le siége, après avoir fait passer son armée sur le pont. Le commandant de la ville ouvrit les portes au roi dès la première sommation. Les habitants, étrangers, comme toujours, à ces querelles de famille, demandèrent au monarque vainqueur, par l'organe de leurs magistrats, comme grâce spéciale, de n'être ni pillés ni égorgés, conditions, dit un écrivain du temps, que le monarque *bénigne-ment leur octroya*, avec cette réserve toutefois que les vivres seraient partagés entre ses soldats, et que huit cents d'entre eux y tiendraient garnison : ce qui, dit également le même auteur, *revenait à peu près au même.*

Vichy ayant fait sa soumission, le roi partagea son armée en deux parties ; la première fut dirigée sur Varennes pour en faire le siége, et avec l'autre il marcha sur Cusset, où le dauphin s'était réfugié. La ville s'étant soumise au pouvoir du roi, ce fut alors qu'eut lieu la fameuse entrevue de Charles VII avecson fils, le dissimulé Louis XI, et le *chier* sire, duc de Bourbon, prince insubordonné, qui se soumit, disent les historiens, par la raison qu'il n'était pas le plus fort, et dont le pardon termina, fort heureusement pour les populations, la guerre du Bien public.

En 1565, le couvent des Célestins fut pillé, à la suite de la bataille de Cognat.

En 1568, le 5 janvier, Vichy vit arriver dans ses murs l'armée des princes confédérés, forte de 6,000 hommes, venant du Forez et allant à Chartres, se joindre aux troupes du prince de Condé.

En 1576, le pont de Vichy, qui avait été rompu dans la guerre précédente, fut rétabli, car le prince Palatin passa l'Allier sur ce pont pour aller au secours du parti protestant. A son passage, la ville, selon l'usage, fut mise à contribution.

La même année, le couvent des Célestins fut encore complétement ruiné par les huguenots. Ces religieux adressèrent alors au roi Henri III une demande pour obtenir des secours. Ce prince, après un rapport favorable, ayant pris en grande considération les malheurs arrivés au couvent, releva le monastère de ses ruines. De nombreuses dotations, faites par des personnages riches qui se rendaient déjà tous les ans à Vichy, vinrent ajouter à la munificence royale. Au moyen de ces secours, de grandes réparations furent faites, le jardin fut planté d'arbres ; l'enclos entouré de murs, et la bibliothèque remplie d'un grand nombre de volumes pour occuper les religieux hors des moments consacrés à la prière.

En 1590, le grand prieur de France, qui, d'après une donation testamentaire faite par la reine Catherine de Médicis, disait avoir des droits sur le comté d'Auvergne, vint encore mettre le siége devant Vichy. Pendant ce temps, des excès en tout genre furent commis dans la ville, en outre des contributions que chaque parti lui imposait.

Le couvent, parfaitement situé pour la défense comme pour l'attaque, fut toujours le point de mire de l'ennemi, et, par conséquent, du pillage de tous les partis, depuis sa fondation en 1410 jusqu'à sa suppression en 1774.

Dans cette même année 1590, le couvent eut un long siége à soutenir, pendant lequel, dit le docteur Noyer, un boulet des assiégeants vint percer jusqu'au sanctuaire de l'église, dont un pan de muraille finit par s'écrouler, ce qui n'empêcha pas les troupes du capitaine Beauregard, qui était chargé de sa défense, de commettre toutes sortes de désordres et de vexations.

Malgré toutes ces dévastations, et grâce aux

revenus fixes en terres considérables apportées
en dotation par les ducs du Bourbonnais, ce couvent resta toujours puissant. Les rétributions of-
fertes par des personnes pieuses, qui demandaient
à être enterrées dans cette sainte maison, venaient encore l'enrichir.

Au nombre des priviléges dont jouissait le couvent, se trouvait l'exemption de péage accordée
à tous ceux qui venaient faire moudre leurs grains
au moulin du Chisson, appartenant au monastère :
ce privilége, accordé par le duc Louis de Bourbon, en 1410, fut renouvelé par Louis XIV.

Charles VI exempta à son tour le couvent de
l'impôt sur le vin, en sorte, dit Coiffier, que, de
privilége en privilége, les religieux étaient par-
venus à ne payer aucun impôt. Cet historien
ajoute qu'ils avaient encore le droit de prendre,
sans payer de gabelle, trois setiers de sel au grenier de Vichy, auquel toutes les paroisses des environs venaient s'approvisionner; ils avaient
aussi, comme tous les couvents d'alors, le droit
d'asile pour tous les criminels : ces droits et priviléges disparurent lors de la suppression du couvent, ordonnée par Louis XV.

En 1594, Henri IV confirma tous les priviléges
accordés à ce couvent par l'édit du 5 octobre 1465,
en vertu duquel Vichy jouissait de l'exemption

de la gabelle, du logement des troupes, etc.

En 1603, le même roi institua les inspections thermales, afin de remédier à divers abus dont la vente des eaux minérales était l'objet. Le titre d'*intendant*, qui, depuis la création, avait été donné aux médecins des eaux, fut changé, à l'époque de la nomination de Lucas, en 1802, en celui d'*inspecteur*.

En 1614, un second couvent de capucins, ou mieux une maison de retraite, s'installa près de l'établissement thermal. Ces religieux avaient pour obligation de recevoir les malades de leur ordre qui se rendaient à Vichy pour y prendre les eaux. Une partie de ce couvent existait encore en 1853; l'Etat, qui en était propriétaire, a permis aux concessionnaires d'achever sa démolition afin d'agrandir l'établissement actuel.

Mesdames de France, tantes de Louis XVI, pendant leur séjour à Vichy, en 1785, firent encore leurs dévotions dans cette chapelle.

En 1696, Vichy était déjà très-fréquenté par les seigneurs de la cour. Dans cette même année, Louis XIV créa, par lettres patentes, un hospice appelé Hôpital des Pauvres de Vichy. Avant cette époque, les malheureux et les militaires étaient reçus dans une maison située au milieu de la ville, et abandonnés à la bienfaisance publique. Cette maison ne pouvant recevoir tous les malades qui se présentaient, ni être agrandie, à cause de sa situation, l'hospice fut transféré, en 1747, à la place Rosalie, où il existe en ce moment. Le local fut donné par M. Delabre, curé de Vichy, et le reste payé par l'administration, avec l'argent des bienfaiteurs ; mais Louis XIV, en créant cet établissement, y avait attaché certaines redevances, entre autres celle de 18 deniers perçus par l'administration de l'hospice par chaque bouteille d'eau transportée.

En 1676, plusieurs personnages illustres vinrent visiter Vichy. Tout le monde sait qu'à cette époque Mme de Sévigné vint y boire les eaux et y prendre les douches. On connaît aussi la manière dont elle parle de ce dernier mode de traitement dans ses lettres à Mme de Grignan, sa fille, et la description qu'elle fait du séjour délicieux qu'offrent les environs de la ville. On voit encore la maison, la chambre et le cabinet qu'elle occupait dans le vieux Vichy : cette maison appartient aujourd'hui à Mme Soalhat; elle est située sur la place de la Mairie.

L'éloquent Fléchier fit aussi, à la même époque, usage des eaux de Vichy ; mais comme les écrits de ce grand orateur ne sont pas aussi répandus que les lettres de Mme de Sévigné, je crois être agréable au lecteur en citant quelques fragments extraits des ouvrages qu'il a laissés sur cette localité thermale.

« Il n'y a pas dans la nature, dit-il, de paysage
« plus beau, plus riche et plus varié que celui
« de Vichy. Lorsqu'on arrive, on voit d'un côté
« des plaines fertiles; de l'autre, des montagnes,
« dont le sommet se perd dans les nues et dont
« l'aspect forme une infinité de tableaux diffé-
« rents, mais qui vers leur base sont aussi fécondes
« en toute sorte de productions que les meilleurs
« terrains de la contrée... Ce qu'il y a de plus
« remarquable en ce lieu, c'est qu'on n'y trouve
« pas seulement de quoi récréer la vue lorsqu'on
« le contemple et à s'y nourrir délicieusement
« lorsqu'on l'habite, mais encore à se guérir
« quand on est malade; en sorte que toutes les
« beautés de la nature semblent avoir voulu s'y
« réunir, avec l'abondance et la santé. »

En 1700, la ville, comptait 190 feux et 700 habitants ; tandis que sous l'ancienne monarchie, alors que Vichy était le siége d'une châtellenie royale d'un grenier à sel, d'un bureau de traites, etc:, on y comptait 1,431 feux. Ce bureau de traites était établi pour percevoir les droits de transport des marchandises qui voyageaient jusqu'à destination sur la rivière d'Allier.

En 1774, après la suppression du couvent, dans lequel il ne restait plus que six religieux, l'évêque de Clermont s'empara de tous les biens qui appartenaient à la communauté, en payant à chaque religieux, jusqu'à sa mort, 1,800 livres de pension ; le dernier de ces religieux, dit M. Noyer, mourut à Vichy en 1802. Le couvent et ses dépendances subirent, pendant la révolution, le sort commun à tous les établissements religieux, c'est-à-dire qu'il fut démoli, et les matériaux vendus pour la construction de divers hôtels de Vichy-les-Bains. Il n'en reste plus aujourd'hui que la portion que l'on voit au-dessus de la source des Célestins, servant de grange et de hangar, et qui bientôt disparaîtra comme le reste de l'édifice par l'injure du temps.

En 1787, mesdames Adélaïde et Victoire de France vinrent encore à Vichy pendant la saison des eaux. Ces thermes, qui ont été fondés par ces deux princesses, se trouvaient avant elles presque abandonnés ; une seule source était recueillie, c'était celle du Puits-Carré, on avait eu le soin de la mettre à l'abri dans un petit bâtiment que l'on appelait alors la *Maison du Roi*.

Histoire de l'établissement thermal.

Le grand établissement thermal que l'on voit aujourd'hui, et dont la construction date, pour ainsi dire, de nos jours, a succédé à la *Maison du Roi*, dont nous venons de parler, laquelle renfermait dans son intérieur tout l'appareil balnéaire, des bains, des douches et des étuves. Le fermier des eaux avait pour obligation de tenir deux lits à la disposition des pauvres qui recevaient la dou-che. Sur la porte de ce modeste établissement on lisait :

Lava te, et porta grabatum.

Chacun pouvait alors y prendre des bains, c'était au premier occupant. Les buveurs n'y avaient aucun agrément ; la seule promenade des malades se trouvait dans le couvent des Capucins ; les riches et les pauvres étaient reçus indistinctement dans de mauvaises auberges. Le besoin de se guérir et l'efficacité des eaux faisaient oublier aux riches leur fierté, et aux nobles l'orgueil de la naissance.

C'est dans cet état que Mesdames de France trouvèrent l'établissement de Vichy, en 1785. Elles résolurent de remédier à tous les inconvénients d'une pareille situation. L'architecte Janson fut chargé de dresser un plan, dans lequel se trouvait une galerie couverte, pour mettre les malades à l'abri des intempéries de l'air ; les baignoires d'hommes et de femmes, qui jusque-là étaient placées dans le même cabinet, au grand désagrément des baigneurs, furent séparées pour toujours. D'autres améliorations avaient été projetées par les fondatrices, dont la présence, dit le baron Lucas, fut un bonheur pour le pays, et surtout pour les pauvres de Vichy et des environs ; mais la révolution ayant tout détruit, Vichy resta sans secours jusqu'en 1806, époque à laquelle les thermes et les terres qui les environnaient, sur lesquelles on a bâti plus tard l'établissement actuel, devinrent la propriété de l'Etat.

En 1812, Napoléon, pendant la campagne de Russie, affecta, par un décret daté de Cumbinem, une petite somme aux thermes de Vichy : cette somme fut employée à l'acquisition des maisons qui gênaient les abords de l'établissement, ainsi qu'à celle du terrain du parc, sur lequel, à la même époque, on a dessiné et planté ces belles allées d'arbres qui font aujourd'hui les délices des baigneurs.

En 1814, Mme la duchesse d'Angoulême étant venue à Vichy, des travaux d'embellissement et d'agrandissement furent de nouveau projetés : cette princesse posa la première pierre de l'établissement actuel, à la construction duquel elle a contribué de ses propres deniers, d'après les plans de M. Rose-Beauvais. Elle était venue de nouveau en 1830 à Vichy, pour y reprendre les eaux, lorsque la révolution de Juillet éclata. C'est de là qu'elle partit pour se rendre en exil. Ces nouvelles constructions devaient s'adapter aux anciennes. Les travaux, exécutés et terminés en 1829, ont donné lieu à l'édifice que l'on voit aujourd'hui.

En 1846, M. Cunin-Gridaine, alors ministre du commerce, encouragé par la prospérité toujours croissante de Vichy, introduisit dans l'établissement des améliorations importantes, et y fit exécuter des embellissements, dirigés avec goût par M. Isabelle, architecte du gouvernement.

Vichy d'à présent.

L'ancienne et petite ville de Vichy, située sur la route impériale de Paris à Nîmes, à 245 mètres au-dessus du niveau de la mer, fait partie du département de l'Allier (arrondissement de La Palisse, canton de Cusset) ; elle est à quatre-vingt-sept lieues de Paris, à seize de Moulins, à quinze de Clermont-Ferrand et à trente-huit de Lyon.

Vichy se divise en deux parties, *Vichy-la-Ville* et *Vichy-les-Bains*; elle est assise sur la rive droite de l'Allier, dont la direction, par rapport à la ville, est du sud au nord. La vallée qui l'entoure est riche en productions de toute espèce; l'air y est pur, le climat doux et tempéré. Les habitants y sont polis, bons et affables, qualités qu'ils doivent sans doute au contact annuel du grand monde et de la noblesse qui, de tous les pays, se donnent rendez-vous à ces thermes si justement renommés. Les personnes qui recherchent les eaux dans le but d'étendre leurs relations sociales doivent se rendre particulièrement à Vichy : c'est là en effet que l'on rencontre la bonne compagnie, et les plaisirs qu'on y trouve font naître tous les ans des mariages imprévus, ou des affections qu'on dit être constantes.

Les habitants, au nombre de 2,000 environ, sont généralement d'une taille peu élevée, d'un tempérament plutôt lymphatique que sanguin; leur système musculaire est peu développé.

On n'y voit jamais de maladies épidémiques, et quoique plusieurs personnes, en 1849, y soient mortes du choléra, qu'elles y avaient apporté, cette cruelle maladie n'a pu s'y propager.

Les femmes sont d'une taille moyenne, plus jolies que belles, d'une franchise amicale et naturelle qui plaît ; elles ont la peau blanche, de beaux yeux, la physionomie agréable, douce, spirituelle, et de belles dents.

Indépendamment de la campagne, qui offre au baigneur le plus riant séjour, des routes agréables, bien entretenues et faciles viennent y aboutir de toutes parts. « Cette situation est si belle, disait « en 1676 Mme de Sévigné, que si les bergers de « l'Astrée étaient encore dans ce monde, il ne « faudrait pas les chercher ailleurs qu'à Vichy. » Que dirait aujourd'hui cette femme célèbre, si elle revoyait Vichy avec les embellissements que la civilisation y a apportés depuis cette époque ? Autrefois, dit M. Bourdon, une riche héritière se réservait presque toujours, par clause expresse insérée au contrat de mariage, d'être conduite, une fois au moins, aux eaux de Pyrmont, alors si célèbres par leur affluence et leurs plaisirs ; aujourd'hui, c'est pour aller à Vichy que cette clause devrait être stipulée dans ces sortes de contrats.

Vichy-la-Ville se ressent de son antiquité : elle est d'un aspect triste et malheureux ; les rues y sont étroites, désagréables, escarpées, et la plupart mal pavées. Plusieurs maisons tombent en ruines ; mais de nouvelles, fort élégantes et à plusieurs étages, les remplacent tous les jours. On trouve néanmoins dans les maisons, malgré leur triste apparence, des appartements et des chambres qui ne laissent rien à désirer aux malades, sous le rapport des soins et de la propreté.

Vichy-les-Bains se distingue, au contraire, par l'élégance de ses hôtels et la coquetterie de ses maisons particulières, propres, bien tenues, ayant toutes un jardin d'agrément. Les rues y sont larges et l'air y circule librement.'

La vie n'y est pas coûteuse : le pauvre et le riche y trouvent une nourriture, un logement et des soins convenables. Les indigents, indépendamment de l'hôpital civil, qui au besoin pourrait les recueillir, peuvent s'y loger et y être nourris moyennant 1 franc par jour ; la dépense journalière du riche, pour y être convenablement, est de 5 à 10 francs.

De nombreux marchands des villes voisines, et même de Paris, viennent pendant la saison ouvrir des magasins où l'on trouve toutes sortes de produits, parmi lesquels on distingue particulièrement les incrustations ou pétrifications de Saint-Nectaire ou de Saint-Alire, près Clermont, ainsi que les dentelles du Puy.

Le chemin de fer qui va de Paris à Clermont-Ferrand passant par Moulins laisse trois fois par jour à Saint-Germain, à 8 kilomètres de Vichy, les voyageurs qui viennent de Paris ou de Clermont. Le trajet de la station de Saint-Germain à Vichy se fait en une demi-heure sur une route facile et agréable : un service direct de messageries est établi entre Lyon et Clermont, ce qui met Vichy en relations journalières avec Paris , le Midi et l'Auvergne.

Dans trois ans, un chemin de fer direct entre Paris et Vichy sera établi : le gouvernement en a fait prendre l'engagement à la Compagnie du chemin de fer d'Orléans, dans l'intérêt des malades qui se rendent tous les ans à ces thermes.

L'industrie du pays consiste à tenir un hôtel garni, des chambres ou des maisons particulières ; il en résulte que le nombre des baigneurs constitue la bonne ou la mauvaise fortune des habitants ; car, une fois la saison terminée, chaque propriétaire ferme sa demeure et va solitairement se réfugier dans un coin de sa maison silencieuse, attendant patiemment le retour de la saison prochaine. Les rues elles-mêmes sont désertes, et ce n'est qu'à de longs intervalles qu'on rencontre, le soir, quelques habitants attardés, munis d'une lanterne.

Le produit du sol suffit ordinairement à la nourriture des habitants, qui sont très-sobres ;

chacun récolte à peu près pour la consommation de son année, en sorte que Vichy n'a véritablement d'importance que celle qu'elle tire de ses eaux, les plus fréquentées de France, et qui font de cette ville la métropole de nos établissements . thermaux.

Grand établissement thermal.

L'établissement que l'on voit aujourd'hui, et dont nous venons de faire l'historique, offre un parallélogramme rectangle, ayant cinquante-sept mètres de côté sur soixante-seize de large. La façade principale regarde le midi ; elle présente dix-sept arcades qui donnent entrée dans une galerie au rez-de-chaussée; au premier étage existe un nombre égal de fenêtres cintrées ; l'intérieur contient des cabinets de bains très-élégants, enrichis de peintures, ornés de glaces, et revêtus de carreaux de porcelaine , avec des étuves à côté pour y chauffer le linge. Cet édifice renferme actuellement cent soixante-huit baignoires, huit douches avec baignoires, quatre à percussion, et quatre ascendantes. Des promenades ou salles d'attente règnent autour des cabinets ; ces salles communiquent entre elles par une galerie centrale d'où l'on découvre quatre cours occupées

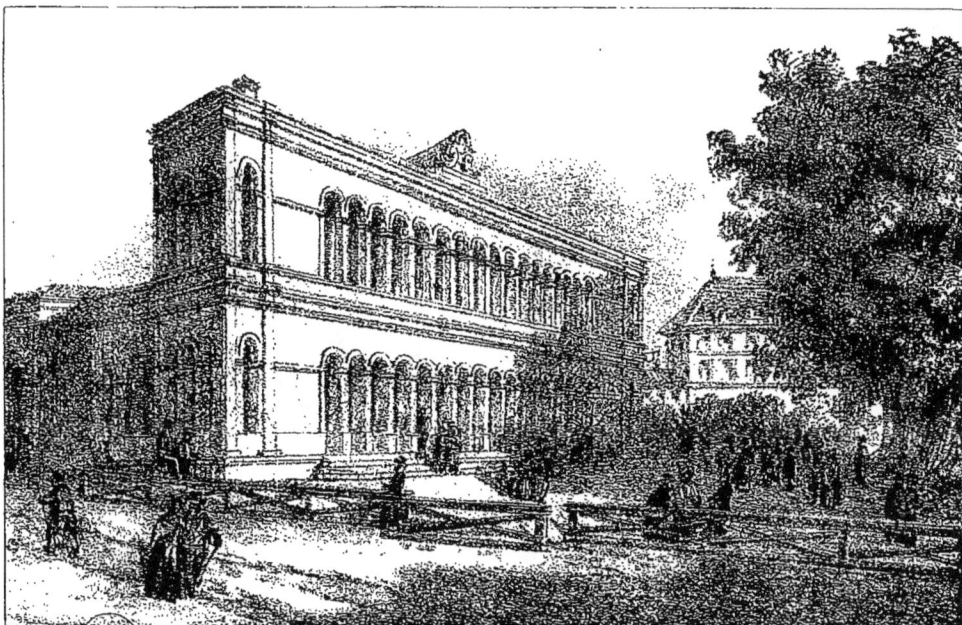

GRAND ÉTABLISSEMENT THERMAL DE VICHY.

par quinze cabinets de bains. La partie du bâtiment en face l'hôtel des bains suffit aux baigneurs
au commencement et à la fin de la saison ; mais
au moment où ils sont le plus nombreux, tout ce
côté est consacré aux dames, tandis que le côté
opposé reste entièrement réservé au service des
hommes.

Au premier étage, donnant sur le parc ainsi
que sur une partie de la grande galerie de communication du rez-de-chaussée, se trouvent de
vastes salons décorés avec le meilleur goût et la
plus grande richesse. A côté de ces beaux salons,
on voit également un cabinet de lecture avec
tous les journaux, une salle de billard, et au milieu une vaste rotonde qui sert, dans les grands
jours de la saison, de salle de bal, de théâtre et
de concerts ; elle est ornée de glaces et enrichie de
superbes peintures allégoriques.

La façade principale de ce bâtiment donne sur
le parc, qui s'ouvre aux promeneurs par cinq
grandes allées plantées de beaux platanes, de
tilleuls, et ornées de fleurs. Dans celle du milieu
on voit plusieurs rangs de chaises où viennent
s'asseoir les malades pour respirer l'air frais du
jour et attendre le soir l'heure du concert.

Du côté gauche de cet établissement, en face de
l'entrée réservée aux dames, se trouve la nouvelle

rue Montaret, ornée de riches magasins dans lesquels on remarque tout ce que peuvent offrir en objets utiles et de bon goût les galeries parisiennes les mieux assorties, tels que bijoux anciens ou modernes, cabinets de lecture, lingerie, modes, toilettes de femmes les plus ravissantes venant de Paris ou fabriquées à Vichy par des mains parisiennes. Comme produits de la localité, on y trouve également les étoffes des Grivats, la coutellerie, les incrustations, ainsi que le fameux sucre d'orge de Larbaud.

Sur ce même côté, longeant l'établissement thermal jusqu'à la source de la Grande-Grille, on voit aujourd'hui s'élever à la place de l'ancien hôtel Montaret un nouvel édifice à trois étages, façade style Louis XIII, ornée de balcons, portant pour enseigne : *Hôtel des Bains*, et dont l'élégance et l'aération ne peuvent qu'être favorables aux malades.

Plus loin, à l'angle nord de la galerie des sources, on remarque, de l'autre côté de la rue, le petit établissement annexe, renfermant vingt baignoires, consacré spécialement à l'assistance publique ; derrière, un grand pavillon servant à loger les réservoirs d'eau minérale et d'eau douce pour le service courant des bains et des douches. Plus loin, de vastes constructions, où se trouvent la buanderie, la lingerie, les magasins pour l'expé-

dition des eaux transportées, la machine à vapeur
et le laboratoire où se préparent, par l'évaporation des eaux naturelles, les sels de Vichy. Au-
dessous se trouvent de vastes réservoirs ou bâches
de réserve, creusés et maçonnés dans la terre,
dans lesquels viennent se rendre les eaux du puits
Lucas, de la Grande-Grille et du puits Carré.

Etablissement balnéaire de l'Hôpital civil.

En 1819, on créa, comme annexe, l'établissement thermal de l'Hôpital, bâti sur une portion
du jardin appartenant à l'hospice, et situé sur la
place Rosalie. Cet établissement se compose d'une
jolie salle d'attente, de onze cabinets de bains et
de sept cabinets de douches ascendantes, ainsi
que d'une élégante piscine destinée aux dames,
et pouvant contenir seize personnes : ces cabinets
renferment actuellement vingt-neuf baignoires.
L'eau minérale qui alimente cet établissement
provient de la source que l'on voit au milieu de la
place, et qui porte le nom de source de l'Hôpital.
Depuis le 26 juillet 1820, époque à laquelle
Mme la duchesse d'Angoulême quitta Vichy, le
gouvernement n'a pas cessé de faire des sacrifices
considérables pour l'entretien des bâtiments et
la conservation des sources.

En 1833, les frères Brosson devinrent, à titre de fermiers, adjudicataires des eaux pour neuf ans, moyennant une somme annuelle de 26,000 fr. Mais à partir du 1er février 1842, l'Etat a administré pour son compte jusqu'au mois de juin 1853. Depuis cette époque, le gouvernement a cédé ses droits à une compagnie fermière, représentée par MM. Lebobe et Callou, pour une durée de trente-trois ans, en leur imposant des charges et des conditions dont nous ne devons pas nous occuper ici, mais qu'on trouvera dans le *Bulletin des Lois* du 10 juin 1853. Il nous suffira de dire que de grands travaux ont été faits, que d'importantes améliorations ont été introduites dans le service des bains et des douches par MM. les concessionnaires, afin de remplir leurs obligations envers l'Etat et de venir au secours des malades, pour lesquels l'administration est pleine de sollicitude.

Le gouvernement toutefois s'est réservé le droit exclusif des travaux d'aménagement, de l'entretien et de la conservation des sources, sous la direction de M. François, ingénieur des mines.

Tarif des eaux minérales.

Le prix de l'exportation des bouteilles d'eau minérale est fixé à 60 centimes le litre, emballage compris, et à 35 centimes le demi-litre.

Chacun peut, en outre, faire remplir des bouteilles d'un litre ou d'un demi-litre, à raison de 30 centimes pour les premières et de 15 centimes pour les autres, plus 5 centimes pour la capsule et le bouchon.

Tarif des bains et du linge de supplément.

(Loi du 10 juin 1853. Extrait du Cahier des charges.)

Bain avec 1 peignoir et 2 serviettes.	1 fr.	25 c.
Douche ordinaire, 1 peignoir et 2 serviettes. .	1	25
Douche en baignoire, 1 peignoir et 2 serviettes.	1	75
Douche ascendante sans linge.	»	40
Bain de pieds sans linge.	»	20

Linge supplémentaire ou pris séparément.

Un fond de bain.	20 c.
Un peignoir.	15
Une serviette.	10

Selon les besoins, le service des bains et des douches peut commencer à quatre heures du matin et se prolonger jusqu'à neuf heures du soir.

La durée des bains est d'une heure quinze minutes, y compris le temps nécessaire pour la toilette; au delà d'une heure quinze minutes, le bain doit être payé double.

Lès bureaux sont ouverts au public depuis huit

heures du matin jusqu'à cinq heures du soir, excepté les dimanches et fêtes.

La délivrance des cartes pour bains gratuits a lieu depuis une heure jusqu'à quatre heures du soir.

Des mesures sont prises pour donner des bains à domicile, en cas de besoin.

Quelques baignoires sont réservées pour donner des bains d'eau douce, au prix de 75 centimes.

Les cachets de bains et de douches pour les deux établissements sont distribués dans la grande galerie de l'établissement.

Les bains et les douches d'eau minérale ne sont donnés que sur l'ordonnance des médecins résidant à Vichy.

Hôpital thermal militaire.

Cet établissement, créé en 1847, est dû à la sollicitude toute paternelle de l'administration de la guerre en faveur de nos soldats malades, et particulièrement en faveur de ceux qui, par suite des fatigues de la guerre ou du climat d'Afrique, ont besoin du secours des eaux de Vichy pour rétablir leur santé.

Le ministre de la marine désigne également tous les ans des militaires de son département, et leur nombre est relativement aussi considérable que pour l'armée de terre, à cause du séjour dans les colonies et dans les diverses régions des pays chauds, où les maladies du foie, de l'estomac et des intestins sont très-fréquentes : on sait que ces maladies réclament d'une manière toute particulière l'influence salutaire des eaux de Vichy.

D'après une circulaire de M. le ministre de la guerre, en date du 13 février 1843, trente officiers, seulement jusqu'au grade de capitaine inclusivement, pouvaient être dirigés sur Vichy ; ces officiers étaient logés à leurs frais, et recevaient gratuitement les bains de l'établissement.

En 1844, M. le baron Dubouchet, intendant militaire de la division, ayant vu à Vichy un simple soldat prendre les eaux sous les habits d'indigent, écrivit immédiatement à M. le ministre de la guerre pour réclamer en faveur des sous-officiers et soldats de l'armée une position officielle plus convenable, et digne en tout point des hommes qui sacrifient leur santé aux intérêts et à l'honneur du pays. M. le ministre de la guerre, et particulièrement M. le baron Martineau des Chenez, partageant la sollicitude de M. l'intendant de la division, il fut décidé que les sous-officiers et soldats seraient à l'avenir envoyés à Vichy et qu'ils y jouiraient des mêmes avantages que les officiers. Par suite de ce concours bienveillant, une Com-

mission composée d'un sous-intendant militaire,
d'un officier du génie et d'un médecin de l'armée, fut nommée pour se rendre à Vichy, vers
la' fin de la saison de 1846, avec mission d'examiner et de traiter, s'il y avait lieu, de l'achat
de l'hôtel Cornil. Cette Commission ayant été
unanime sur les convenances de l'hôtel, et les
propriétaires désirant en faire l'abandon à un
établissement hospitalier plutôt qu'à un particulier, les conditions du marché furent bientôt
arrêtées et conclues, sauf ratification par M. le
ministre de la guerre, moyennant le prix de
140,000 francs.

M. le ministre du commerce désirant, de son
côté, concourir à cette œuvre de bienfaisance,
s'empressa de concéder, pour l'usage des malades
militaires, le droit de puiser 24,000 litres d'eau
minérale dans les sources de l'établissement.

Cet hôtel, un des plus grands et des mieux si-
tués de Vichy, peut recevoir aujourd'hui, avec
les nouvelles constructions qui viennent d'être
terminées, quatre-vingt-dix officiers et soixante
sous-officiers et soldats, chaque officier étant logé
dans une chambre particulière; et si plus tard
le besoin du service l'exigeait, le nombre de cent
cinquante malades, effectif actuel, pourrait être
porté sans difficulté à deux cent cinq. Or, comme

la saison dure cent vingt jours et que chaque
malade peut y rester quarante jours, cela donne
la faculté de les renouveler trois fois, et de recevoir un nombre total de six cent quinze malades pendant le cours d'une saison.

Les malades militaires, jusqu'à présent, ont été
obligés de se servir des baignoires de l'établissement thermal pour profiter des eaux à eux concé-
dées, mais cet inconvénient n'est que provisoire,
car M. le ministre de la guerre, sur la proposi-
tion du Comité du génie, a consacré des fonds à
la construction d'un établissement balnéaire,
complet, dont les travaux vont commencer cette
année, avec piscines, baignoires, douches et bains
de vapeur, d'après le plan proposé par la Commission.

Hospice civil.

- L'hospice civil de Vichy, situé sur la place Rosalie, peut recevoir toute l'année soixante-dix
malades, vieillards ou enfants des deux sexes. Sa
chapelle, dont la façade style moyen âge est d'assez mauvais goût, reçoit plus particulièrement,
pendant la saison, les étrangers qui veulent y faire
leurs dévotions. En 1848, un étage a été ajouté au
bâtiment de droite en entrant dans la cour, de façon

à pouvoir y loger commodément et sainement soixante malades indigents, venus de toutes les parties de la France. Dans ce nombre, trente lits sont destinés pour les hommes et autant pour les femmes ; mais ce nombre se trouve réduit à cinquante-quatre, à cause de six lits réservés par droit de fondation.

Si, pendant la saison, quelques malades quittent l'hôpital par suite de guérison ou par tout autre motif, d'autres peuvent les remplacer immédiatement jusqu'à la fin de la saison, laquelle commence le 1er juin et finit le 1er septembre. Les malades se baignaient autrefois dans les piscines et les cabinets publics du grand établissement ; aujourd'hui ils prennent leurs bains dans le petit établissement consacré à l'assistance publique.

Pour être admis à jouir du bénéfice de l'admission à l'hospice, le malade, dont la cure est de vingt jours, doit être muni d'un certificat d'indigence, délivré par le maire de sa commune et légalisé par le sous-préfet ; ou bien d'un certificat du percepteur des contributions, légalisé par le maire, constatant que la personne n'est pas imposée à plus de 10 francs. Si le malade est mineur, il doit être porteur d'un extrait des impositions du père ou de la mère. Il est nécessaire toutefois, pour que les malades soient assurés d'y trouver de la place en arrivant à Vichy, qu'ils adressent à l'avance leur demande par l'intermédiaire du préfet de leur département, lequel est prévenu par l'administration de l'hospice de l'époque à laquelle le malade pourra être reçu. Celui-ci fait bien de se munir d'un certificat du médecin dont il a reçu les soins, pour servir de guide à celui qui doit les lui continuer à son arrivée à Vichy.

Cet hospice est aujourd'hui desservi par sept sœurs de charité de l'ordre de Saint-Vincent de Paul. Elles préparent dans leur pharmacie, qui est parfaitement tenue, d'excellentes pastilles de Vichy, dont le produit sert à augmenter leurs ressources pour le soulagement des pauvres; elles dirigent en même temps une école gratuite de jeunes filles, fondée en 1785.

Excursions.

Toutes les promenades aux environs de Vichy peuvent se faire à pied, à âne ou en voiture. Tous les jours, après chaque repas, des troupeaux d'ânes bien harnachés et des voitures élégantes viennent stationner à la porte des principaux hôtels, et offrir aux baigneurs le plaisir de faire une promenade ou une excursion dans les environs.

La montagne Verte.

C'est une des promenades les plus fréquentées des environs; c'est aussi une des plus faciles à cause de sa distance, qui n'est que de 4 kilomètres de Vichy. On peut s'y rendre à pied, en voiture ou à âne; le chemin qui y conduit commence à la rue de Ballore; on traverse, quelques pas plus loin, les deux bras du Sichon, qui verse, non loin de là, son tribut à la rivière de l'Allier; puis on commence à gravir, au milieu des vignes, des vergers et des fermes, un chemin agréablement accidenté, qui conduit à un petit village appartenant à la commune de Creuzier-le-Vieux. Lorsqu'on a atteint les limites de ce hameau, on tourne à droite, et quelques instants après on est au pied d'un monticule entouré de vignes, au sommet duquel se trouve un plateau, limite de l'excursion, d'où la vue s'étend de la manière la plus ravissante sur tout le bassin de Vichy, et permet de distinguer les détours fantasques de l'Allier, les bois et les villages environnants à plusieurs lieues à la ronde. Depuis quelques années, un habitant du hameau voisin a construit sur le plateau un kiosque où l'on trouve à satisfaire tout à la fois la vue, la soif et la faim.

Allée des Dames.

Cette promenade, la plus rapprochée de Vichy, est située au bout de la rue Ballore, à l'extrémité du jardin de l'Hôpital militaire ; c'est la plus fréquentée, comme aussi la plus favorable aux rêveries de l'imagination. Elle consiste en une belle allée, plantée de très-beaux peupliers, qui rappellent le séjour de Mesdames Adélaïde et Victoire de France, en l'honneur desquelles furent commencées, en 1785, les premières plantations, restaurées par les soins du docteur baron Lucas, lors du premier séjour de la duchesse d'Angoulême.

Indépendamment de l'air pur et frais qu'on y respire, la vue se perd sur un paysage charmant ; car rien n'est plus capricieux que ces belles prairies émaillées de fleurs ; l'oreille, en même temps, est agréablement flattée par le bruit des eaux vives du Sichon, bordé d'arbres ombreux qui ornent ses deux rives jusqu'au pont de Cusset.

Le premier objet qui se présente à la vue du promeneur est un moulin à farine, autrefois destiné au blanchiment des toiles ; plus loin est un autre moulin, celui du couvent des Célestins, le même qui jadis procurait de si grands revenus à la communauté. On rencontre ensuite, à côté d'un

autre moulin, une humble et bien triste fabrique
de gros draps , dont les produits , tissés par
un seul métier à main, sont vendus dans le pays
aux habitants de la montagne. En continuant
de suivre cette belle avenue de peupliers, on arrive aux portes de Cusset, ainsi qu'à sa belle pa-
peterie, dernière maison assise sur les bords du
Sichon, fondée en 1822, et dont les produits riva-
lisent avec ceux des fabriques les plus renommées
de France.

Cusset.

La ville de Cusset est située à 3 kilomètres
de Vichy, entre deux petites rivières que l'on appelle l'une le Sichon, et l'autre le Jolan. Elle est
dominée de tous côtés, excepté du côté de l'ouest,
par les dernières parties des montagnes du Forez.

Cusset est le chef-lieu du canton et le siége du
tribunal de première instance. Son nom lui vient,
dit-on, de *Cuzey*, qui en langue celtique signifie
caché.

Cette ville est très-ancienne ; son existence
remonte au neuvième siècle : aussi une foule
d'événements qu'il est inutile de rapporter ici,
mais que le lecteur trouvera dans l'ouvrage du

docteur Giraudet, se rattachent-ils à son histoire.

Nous dirons cependant, à cause des monuments
qui existent encore et qui rappellent ces époques
reculées de son origine, que ce fut à Cusset
qu'eut lieu, en 1440, la fameuse entrevue de
Charles VII avec son fils le dauphin, qui fut depui
Louis XI, et le duc de Bourbon. La maison qu
reçut ces personnages illustres est située sur la
place, et appartient à M. Bélot. Les personnes
qui l'habitent se font un plaisir d'admettre les
étrangers à la visiter. Il en existe une autre de
la même époque, du côté opposé ; toutes deux
sont reconnaissables à leur construction particulière, style du quinzième siècle, moitié en bois,
moitié en maçonnerie ; leurs toits sont très-aigus
et soutenus par de gigantesques pignons faisant
saillie sur la place.

L'église, qu'on aperçoit en face, est un ouvrage
du douzième siècle ; à sa gauche se trouve encore
le couvent des chanoinesses avec son cloître,
dont quelques parties datent de l'époque romane :
il est aujourd'hui occupé par le tribunal et la
mairie ; la chapelle a été transformée en halle au
blé.

On remarque avec intérêt, dans la rue de Douet,
la maison Cavy, qui présente dans le soubassement

d'une fenêtre, style de la fin du quinzième siècle,
une cariatide avec cette inscription :

> Huic oneri affixum sors me prædura locavit;
> Hic misero et trunco pœna perennis erit.

Ces deux vers ont été traduits de la manière
suivante :

> Sous le fardeau courbé par un destin cruel,
> Ici je dois souffrir un supplice éternel.

En venant de Vichy, après avoir passé le pont
pour entrer dans Cusset, on voit à droite une tour
noire, massive, profondément enracinée dans le
sol, dont les murs ont vingt pieds d'épaisseur jusqu'à la plate-forme, laquelle était autrefois garnie
de créneaux et de mâchecoulis. C'est la dernière
des quatre tours qui servaient à défendre l'entrée
d'une des quatre portes principales de la ville, la
plus fortifiée sous Louis XI, qui n'oublia jamais
Cusset. Il en fit une place d'armes relevant de son
autorité royale ; et bien lui en prit, dit l'histoire,
car lors de la révolte des seigneurs du Bourbonnais, de l'Auvergne et du Berry, Cusset tint bon et
resta fidèle à son protecteur. L'intérieur de cette
tour sert aujourd'hui de prison ; les étages sont
voûtés, et les cachots placés dans ces divers étages
sont taillés dans l'épaisseur des murs.

Les rues de la ville sont étroites et tortueuses.

Dans beaucoup de maisons, les habitants du rez-de-chaussée se trouvent au-dessous du niveau du sol, et les ruisseaux nombreux qui sillonnent les rues en tous sens contribuent à entretenir une grande humidité dans ces maisons.

Si l'intérieur de la ville offre peu d'agréments, il faut dire aussi que les promenades publiques sont larges, aérées et garnies de très-beaux platanes, que les maisons qui les bordent, du côté de la campagne, sont généralement construites avec goût.

Le blé et le vin sont les seules productions du pays. Ce dernier, qui est fortement chargé en couleur, s'acidifie très-promptement.

Cusset possède également plusieurs puits artésiens d'eau minérale douée de propriétés analogues à celles des puits artésiens de Vichy, ainsi qu'un établissement de bains appartenant à M. Bertrand.

L'Ardoisière.

Cette excursion, une des plus agréables des environs, à 9 kilomètres de Vichy, commence au delà du faubourg de Cusset; le trajet se fait sur une route neuve, qui se rend à Ferrières et à la Croix-du-Sud. Le chemin que l'on a à parcourir se trouve encaissé et dominé à droite et à gauche par d'épaisses montagnes. Celles de gauche sont formées par des roches primitives de porphyre verdâtre, ou d'un brun rougeâtre quartzifère, parsemées de cristaux de feldspath, de quartz et de talc, entièrement arides et sans traces de végétation. A droite et en bas on voit la rivière qui se rend à l'Allier, d'abord en nappes tranquilles, et, plus loin, se précipitant comme un torrent et se brisant avec fracas à travers les rochers ; à côté s'élèvent rapidement de hautes montagnes, les dernières de la chaîne du Forez, recouvertes d'arbustes et de chênes toujours verts, dont l'aspect forme, avec l'aridité du côté opposé, un contraste frappant. L'ensemble de cette vallée a quelque chose de si majestueux qu'elle n'a rien à envier aux sites les plus pittoresque de la Suisse. Le premier objet qui jadis arrêtait le voyageur dans cette promenade était un rocher connu sous le nom de *Saut de la Chèvre.*

Comme tous les historiens qui ont écrit sur Vichy font mention d'une légende qui s'y rattache, je crois nécessaire d'en dire ici un mot, bien que le rocher qui lui a servi de prétexte n'existe plus, la mine l'ayant fait disparaître depuis 1846 pour ouvrir un passage plus large à la nouvelle route. Voici cette légende : « Sur ee lieu existait jadis un rocher qui fermait l'entrée de la vallée. Un jour, sur la partie la plus élevée, une chèvre s'était avancée pour y brouter quelques restes d'une maigre végétation, mais à peine avait-elle achevé qu'un loup affamé s'élançait pour en faire sa proie. La lutte ne pouvait être égale; la chèvre se précipita dans l'espace et vint tomber, *sans accident*, sur le bord du Sichon. Le loup voulut en faire autant; mais, moins heureux que la chèvre, *il se tua* dans sa chute. » Avant la destruction du rocher, une pauvre femme avait fait de cette histoire son gagne-pain; placée là pendant toute la saison des eaux, elle racontait cette légende, et l'auditeur en partant lui laissait un témoignage de sa charité.

Bientôt après avoir franchi cet espace, on arrive au hameau des Grivats, à 5 kilomètres de Vichy, connu par sa belle filature de coton et sa fabrique d'étoffes communes, mais très-estimées. Cette fabrique, qui occupe ordinairement de 250 à 300 ouvriers, est d'une grande ressource pour le pays, à cause du travail qu'elle procure à toutes les familles pauvres des environs, excepté aux étrangers, qui n'y sont pas admis.

En avançant de plus en plus dans la vallée, d'autres sites toujours plus pittoresques conduisent jusqu'au pont jeté sur le Sichon. Après l'avoir

franchi, on gravit une colline assez escarpée, et on
se trouve au niveau de l'Ardoisière; on abandonne
alors la grande route pour descendre un petit sentier et traverser le Sichon sur une mauvaise pas-
serelle. Mais si on laisse le pont à droite pour
suivre à gauche le sentier tracé dans le bois formé
d'épais taillis de chênes et de coudriers, on arrive
après quelques minutes de marche à la hauteur
d'un petit monticule; de là, on entend, à sa droite,
le bruit d'une cascade perdue au milieu de l'épaisseur d'une riche végétation, qui indique qu'on
est arrivé au *Gour saillant*. Les curieux qui veulent s'en approcher sont obligés de descendre sur
le flanc du ravin en s'accrochant aux bouquets de
chênes et de fougères ; et quand on s'est reposé
quelques instants sur ces rochers, on remonte le
sentier qui, bientôt après, conduit jusqu'à l'Ardoisière.

Autrefois, un homme, pendant la saison des
eaux, se tenait dans les environs pour conduire
les curieux dans la grotte ou voûte souterraine ;
au bout de cette grotte, qu'on ne peut visiter qu'à
l'aide d'une torche allumée, se trouve un large
puits, profond et rempli d'eau, creusé depuis la
fin du siècle dernier pour l'exploitation de l'ar-
doise ; il est depuis fort longtemps abandonnée à
cause de la qualité trop cassante de ses produits.

Aujourd'hui, le cicerone solitaire est remplacé par une modeste hôtellerie tenue par M. Vaudois.

En sortant de la grotte, on aperçoit, en montant, les ruines d'un vieux château que la chronique du pays dit avoir appartenu à l'ordre des Templiers, c'est le mont Peyroux; la vue qu'on découvre de là est si étendue qu'on se trouve dédommagé de ce surcroît de fatigue.

Malavaux et la côte de Justice.

Après avoir quitté l'Ardoisière et du haut des ruines du château des Templiers, on voit en face une vallée profonde, étroite, triste et aride : c'est la vallée du Jolan ; son aspect lugubre lui a valu, dans le langage populaire, le nom de *Malavaux*, ou vallée maudite.

Si, au lieu de rétrograder, comme c'est l'usage, on désire continuer le chemin qui se trouve sur la crête de la montagne pour rejoindre Cusset, on se trouve sur un terrain qui porte le nom de la *côte de Justice*, à cause des exécutions capitales qui avaient lieu autrefois sur cette colline. A cette localité se rattache un autre souvenir, celui d'une jeune fille qui, victime, il y a seulement quelques années, d'un trop violent amour, et honteuse de sa faiblesse, se précipita dans un lac voisin.

Une croix de bois a été posée, en souvenir, dans ce lieu abandonné, qui n'offre au visiteur, pour tout dédommagement, qu'un immense panorama trop commun aux environs de Vichy pour aller les chercher aussi loin.

Mais si, au lieu de suivre le chemin de l'Ardoisière lorsqu'on arrive aux dernières maisons du faubourg de Cusset, on prend à gauche le chemin qui gravit la montagne, une demi-heure après on se trouve également aux Malavaux, à 7 kilomètres de Vichy.

La côte Saint-Amand.

On appelle côte Saint-Amand une belle colline, située à 4 kilomètres de Vichy. Cette promenade, qui est une des plus fréquentées, peut se faire à pied ou à âne. Cette excursion a pour avantage d'offrir au voyageur, de ce point élevé, les plus beaux sites qu'il soit possible de voir. Du côté de l'ouest, il aperçoit à ses pieds le flanc de la colline entièrement planté de vignes, qui s'étendent jusqu'au village d'Abrest; plus loin, et dans la même direction, le cours sinueux de la rivière d'Allier, le village et les sources d'Hauterive, la forêt de Randan, et à l'horizon, la riche et fertile Limagne d'Auvergne. Si la transparence de

l'air le permet, on découvre également les tours
de la cathédrale de Clermont, le Puy-de-Dôme,
le mont Dore et le Cantal ; à gauche, les montagnes de Thiers et le sombre Montoncelle ; à
droite Vichy, son établissement thermal, ses beaux
hôtels entourés de jardins ; au delà le Sichon, et
plus loin enfin les vignes du Creuzier.

Château de Randan.

Ce château est situé au milieu de la forêt de
ce nom, à 16 kilomètres de Vichy. Sur la rive
gauche de l'Allier, un chemin facile et bien en-
tretenu conduit à travers la forêt à cette résidence
princière.

L'histoire du château nous apprend qu'il a été
bâti et occupé par les religieux de l'ordre de
Saint-Benoît, vers le sixième siècle ; mais d'autres historiens pensent qu'il a été commencé sous
François Ier ou sous Henri II, son fils. Quoi qu'il
en soit, Grégoire de Tours rapporte que ce couvent était célèbre par les vertus de ses religieux.
Vers le douzième siècle, il fut transformé en château féodal, et devint en 1491 la propriété d'Anne
de Polignac, veuve du comte de Sancerre, tué à la
bataille de Marignan.

En 1518, cette veuve ayant épousé François

de La Rochefoucauld, cette terre passa par héritage dans cette maison.

En 1566, elle fut érigée en comté, et en 1590 elle devint la propriété du comte de Randan.

Ce n'est qu'en 1821 que ce domaine, vendu un si grand nombre de fois, fut acheté par Mme la princesse Adélaïde d'Orléans, sœur du roi Louis-Philippe, à M. le comte de Choiseul-Praslin. De grands travaux et des embellissements ont été exécutés dans cette belle résidence pendant la vie de la princesse, qui l'a léguée par testament à M. le duc de Montpensier, son neveu. Cette propriété appartient aujourd'hui à M. le duc de Galiéra.

En arrivant, on voit en face la cour d'honneur, garnie d'une belle grille en fer, soutenue par des piédestaux surmontés d'un lion combattant un serpent. Au fond est la façade du château, élevé de deux étages couronnés par des tourelles en briques. La façade du côté opposé présente trois étages d'où l'on voit le panorama le plus agréable des environs. A droite et à gauche, l'œil s'étend dans une vallée baignée par les eaux de l'Allier et d'une végétation ravissante. La grosse tour de l'ouest est la seule partie qui reste des anciennes constructions; elle est occupée par les appartements désignés sous le nom de *logis du roi.* Les autres parties de ce château ont été modifiées suivant le goût moderne, et les fossés entièrement comblés.

L'intérieur est remarquable par sa décoration, ses riches peintures et ses armoires garnies d'une foule d'objets de curiosité. Après avoir parcouru le grand salon de famille, la bibliothèque et la chambre dite du roi, on passe sur une terrasse qui conduit à la chapelle. Cette chapelle fixe l'attention des visiteurs par ses belles verrières représentant les trois vertus théologales, la Foi, l'Espérance et la Charité. Dans un petit oratoire, on remarque un tableau de grand prix, représentant le martyre de sainte Dorothée; les personnages qui ont servi de modèles sont Mme de Genlis et ses trois élèves, Louis-Philippe, alors âgé de douze ans, et ses deux frères.

La salle à manger actuelle, anciennes cuisines du château, manque d'élévation et de lumière; les salons qui la précèdent sont revêtus de stuc imitant, par la diversité des couleurs, les plus beaux marbres connus, et ornés d'arabesques décorant les voûtes et les panneaux.

Le parc est de toute beauté; l'air y est toujours frais; les allées, grandes et bien sablées, laissent voir de temps en temps de petites chaumières ou des cabinets rustiques. Les bois qui

font partie de ce séjour lui donnent une valeur
considérable, dont le revenu était consacré tous
les ans à l'amélioration et à l'agrandissement du
domaine, au grand avantage des petits propriétaires voisins. La princesse était la bienfaitrice
des pauvres de Randan et des villages voisins.
Elle avait fondé des maisons d'asile pour les vieillards et des écoles pour les enfants. Un registre,
qu'elle s'empressait de consulter à son arrivée à
Randan, est encore déposé dans le salon pour recevoir les noms des visiteurs du château.

Naguère cette riche habitation offrait un intérêt
de plus par les tableaux de famille, les aquarelles,
les trophées d'armes et les curiosités de toute espèce rapportées des voyages lointains. Tous ces
objets ont disparu aujourd'hui des salles qu'ils
ornaient autrefois.

Maumont.

En sortant de Randan, on peut se diriger vers
le château de Maumont, ou rendez-vous de chasse,
dépendance de Randan, à 6 kilomètres de distance.
Ce monument, modèle de château gothique, avec
tourelles, donjon, créneaux et armoiries, a été bâti
par les ordres de Mme Adélaïde, qui voulait être
agréable à ses neveux, sur l'emplacement d'une

ancienne commanderie de templiers. On l'a sur-
nommé le rendez-vous de chasse, parce que telle
était sa destination lorsque, dans la belle saison,
les princes venaient rendre visite à Mme Adélaïde.
En quittant Maumont, on peut regagner Vichy
par la route de Nîmes, en traversant l'Allier sur
le beau pont de Ris, dont l'architecture moyen
âge s'harmonise parfaitement avec Maumont, bâti
à la même époque.

Château d'Effiat.

Le château du maréchal d'Effiat est situé à
20 kilomètres de Vichy. Pour s'y rendre, on traverse le pont de Vichy, le village de Vesse, le bois
Garot et une partie de la forêt de Randan, pour
entrer de là sur le sol de la riche Limagne. Bientôt après on se trouve en vue du château d'Effiat
et de ses pavillons couverts d'ardoises, tels qu'ils
existaient dès 1557.

Avant d'entrer dans la cour d'honneur, on passe
sous une porte monumentale surmontée d'un
écusson sur lequel sont gravées les armoiries de
la maison d'Effiat. Plus loin est le château, as-
semblage assez irrégulier d'architectures de toutes
les époques. En entrant par la porte du milieu,

on arrive dans la salle d'armes, remarquable seulement par sa grande cheminée et les vitraux sur lesquels sont peintes, d'un côté les armoiries du maréchal, avec la date 1620, et de l'autre celles de M. de Pyré, portant la date de 1830.

A droite se trouve une porte qui conduit à la salle à manger, ornée de très-belles tapisseries des Gobelins, représentant des corbeilles de fleurs. A gauche de la salle d'armes est un très-beau salon orné de tapisseries représentant l'histoire de don Quichotte ; des culs-de-lampe dorés sur fond brun en ornent le plafond. Le meuble du salon, style Louis XV, est recouvert de très-riches tapisseries représentant des pastorales ; dans le fond se trouve la chambre à coucher du maréchal. Tout ce qui orne cette chambre est parfaitement conservé, bien que plus de deux siècles aient passé par là. On y voit encore le lit et le fauteuil qui ont servi au maréchal, le tout orné de riches tentures en velours et soie cramoisi brodés d'or et d'argent. A côté, on voit une autre pièce qui n'a de remarquable que ses riches tapisseries, dont les personnages sont représentés en costume du moyen âge. La seule partie du château qui offre ensuite quelque intérêt se trouve au premier étage : c'est une galerie longue et étroite, garnie d'une série de peintures en mauvais état et de très-mauvais goût, représentant l'histoire du célèbre chevalier Roland.

Le grand désir du maréchal était de rendre cette propriété la plus considérable du royaume, et de détourner le cours de l'Allier jusque sous les murs de son château.

Le maréchal d'Effiat, père de Cinq-Mars, exécuté à Lyon, par ordre de Richelieu, le 12 septembre 1642, avait été page de Henri IV, et ambassadeur en Angleterre pour la négociation du mariage d'Henriette de France, sœur de Louis XIII, avec Charles Ier. Nommé maréchal de France le 1er janvier 1631, il mourut en 1632, à l'âge de cinquante et un ans, et fut enterré à Effiat, ainsi qu'il en avait manifesté le désir.

Plus tard, ce château appartint au financier Law. Ses créanciers le vendirent à M. de Sampigny d'Issoncourt, dont une des filles avait épousé M. de Pyré, et, en secondes noces, M. D'Aubré, lequel céda Effiat, en 1844, à M. Boucart, riche propriétaire, qui l'a vendu ensuite à M. Gaillard de Montel, son possesseur actuel.

Châteldon.

La petite ville de Châteldon est située à 21 kilomètres environ de Vichy, arrondissement de

Thiers, sur la route de Paris à Nîmes et sur la droite de l'Allier. On traverse, avant d'y arriver, les villages d'Abrest, de Saint-Yorre et la Maison-Blanche; à peu de distance de là, et après avoir passé le second pont, on prend le premier chemin à gauche, qui conduit directement à Châteldon. Cette petite ville est bâtie au bas d'une colline, sur un sol granitique; les rues sont étroites; les maisons noires et mal construites, le tout d'un aspect triste et malheureux : un ruisseau d'eau vive, le Vauziron, qui baigne les maisons, traverse la ville dans toute sa longueur. La population y est souffreteuse ; on y voit un grand nombre de femmes affectées de goîtres, maladie attribuée à l'eau du torrent dont les habitants font un usage habituel, mais cette cause n'est pas la seule. Toutes les collines environnantes sont couvertes de vignes, et le vin qu'on y récolte est, sans contredit, le meilleur de l'Auvergne : il est léger et agréable au goût. Du haut de ces coteaux on découvre un magnifique panorama : les montagnes de Thiers, la chaîne du Forez, le vieux Montoncelle et ses riches sapins, les châteaux de la Motte, de Chabannes, du Périger et de Randan, le mont Dore, Clermont, Riom, le Puy-de-Dôme et les montagnes du Cantal.

Dans la partie supérieure du village se trouve

le vieux château, monument du moyen âge, d'un aspect sombre. L'épaisseur des murs, l'entrée des portes, la distribution intérieure des salles et des corridors, tout retrace le souvenir des vieux manoirs de la féodalité. On y voit encore un de ces puits obscurs appelés *oubliettes*, au fond desquels la mort par la faim arrivait lentement aux malheureuses victimes que la barbarie du temps y précipitait. Dans un des étages supérieurs, aujourd'hui servant de grenier, on aperçoit encore sur les murs des peintures en partie effacées, représentant des sujets religieux. Ces anciennes fresques appartiennent au douzième siècle.

Les chroniques du pays rapportent que c'est en 1108, sous le règne de Louis le Gros, que fut bâtie cette forteresse, vendue avec ses dépendances, le 4 décembre 1837, à M. Adrien de Lamurette, son propriétaire actuel.

L'église, que l'on aperçoit en entrant dans le village, faisait partie de l'ancien couvent des Cordeliers; elle a été bâtie, dit-on, en 1557. Dans tous les cas, il est facile de voir qu'elle est fort ancienne, aux sculptures du moyen âge que l'on remarque sur son portail, représentant d'un côté un moine, et de l'autre un satyre écorché.

Châteldon est principalement connu par ses sources d'eau minérale froide et ferrugineuse, dont la réputation est justement méritée et dont les propriétés sont appréciées depuis longtemps. Ces sources sont au nombre de deux, celle des vignes et celle de la montagne; toutes les deux sont placées sur les bords du torrent dont nous avons parlé. La première appartient au docteur Desbrest, de Cusset, qui en est en même temps le médecin inspecteur; et la seconde à M. de Lamurette. L'analyse chimique qui en a été faite a constaté que cette eau ferrugineuse avait la plus grande analogie avec les eaux de Spa, avec cette différence que celles de Châteldon renferment beaucoup plus de matières salines. On les prend en boisson seulement, pour rétablir les règles et pour relever la constitution chez les personnes lymphatiques ou scrofuleuses, mais on ne les boit guère sur les lieux, parce qu'elles souffrent très-bien le transport et se conservent en bouteilles plusieurs années sans se décomposer. On trouve auprès des sources un petit hôtel avec deux cabinets de bains pour y recevoir les quelques malades qui s'y présentent tous les ans.

Château de Busset.

Cette belle propriété, à 14 kilomètres de Vichy, est bâtie sur les dernières montagnes du

Forez. La partie la plus élevée du château est une tour gothique dans le style du quatorzième siècle, connue sous le nom de tour de Riom, et s'élevant de beaucoup au-dessus des autres.

L'histoire de ce château rapporte qu'en 1374 Guillaume de Vichy en était le seigneur; que de cette famille il passa dans la maison d'Allègre, et enfin dans celle des ducs de Bourgogne, dont les propriétaires actuels sont les descendants, par suite du mariage de Marguerite d'Allègre avec Pierre de Bourbon-Busset. Cette branche de la maison de Bourbon eut pour auteur Louis de Bourbon, fils de Charles 1er et d'Agnès de Bourgogne, nommé évêque de Liége, ce qui ne l'empêcha pas d'épouser la veuve du duc de Gueldres, ni d'obtenir que ce mariage fût déclaré légitime. Plus tard, par lettres patentes du roi Louis XIII, sur la demande de Philippe de Busset, en 1618, les descendants de Louis de Bourbon furent reconnus légitimes héritiers de la maison royale de Bourbon, et qualifiés du titre de cousins du roi, titre qui leur fut confirmé, en 1661, par Louis XIV.

De loin, ce château offre une perspective d'une étendue admirable, et le panorama qui se présente à l'horizon, lorsqu'on est arrivé sur les lieux, forme le tableau le plus ravissant et le plus varié des environs de Vichy.

Les points les plus intéressants de ce site élevé et sur lesquels l'œil s'arrête avec plaisir sont : l'élégant pont de Ris, le château de Maumont, la Limagne tout entière, et puis, au loin, la cathédrale de Clermont, le Puy-de-Dôme, le mont Dore et le cours sinueux de l'Allier, qui tantôt se montre, et tantôt disparaît sous la verdure des taillis.

L'intérieur du château est remarquable par le bon goût qui a présidé à ses décorations ; les salles, les corridors et les terrasses, offrent dans leur ensemble le type le plus parfait des beaux domaines d'autrefois.

Cette propriété est aujourd'hui habitée, pour le bonheur des habitants de Busset, par la noble famille de M. François-Louis-Joseph, comte de Bourbon-Busset, qui a glorieusement conquis tous ses titres jusqu'au grade de général, sur les champs de bataille de l'Empire, ainsi que par ses deux fils jumeaux, MM. Charles et Gaspard de Bourbon-Busset, le premier marié avec la petite-fille de Mme la duchesse de Gontaut-Biron, dont la présence, grâce à la générosité de son cœur, est si utile aux pauvres du pays, qui trouvent dans ce séjour bienveillance, secours et protection.

Château de Charmeil.

Ce château, situé sur la route de Saint-Pour-
çain, à 8 kilomètres de Vichy, sur la rive gauche de l'Allier, est une des plus jolies propriétés
des environs ; sa situation est des plus agréables ;
du côté de l'Allier, la vue, après avoir parcouru
une étendue considérable de belles prairies, vient
se reposer agréablement sur les coteaux du Creu-
sier ; à droite et à gauche on voit, dans l'espace,
un horizon charmant formé par les jardins, les
bois et les terres de ce beau domaine.

La construction du château n'est pas très-ancienne ; elle date sans doute du temps de Louis XV,
si l'on en juge par les peintures placées sur les
parties supérieures des portes et des cheminées.
La distribution intérieure est parfaite, l'ameu-
blement de très-bon goût.

Le château de Charmeil appartenait à Mme la
marquise douairière d'Evry, morte en 1851. Elle
venait tous les ans l'habiter pendant la saison des
bains.

Ce domaine appartient à Mme d'Evry, sa belle-
fille, aujourd'hui Mme la marquise de Monteynard,
dont le nom continue à être béni tous les malheureux du pays.

Géologie.

Par sa situation, Vichy fait incontestablement partie de la géographie de l'Auvergne, connue sous le nom de Limagne. On suppose que la vallée de Vichy, depuis Cusset jusqu'à Gannat, a été longtemps submergée, qu'elle formait un grand lac dont l'eau s'était peu à peu dirigée par des rivières et des ruisseaux jusqu'à la mer, et qu'enfin toutes ces voies d'écoulement s'étaient réunies en une seule pour former l'Allier.

Les divers produits souterrains trouvés à toutes les époques dans cette contrée ont donné un grand poids à cette opinion. Ces produits, par leur nature, indiquent que ce bassin était rempli par une eau douce : ce sont des cailloux roulés et trouvés sur des montagnes, des assises calcaires, des coquillages, des traces de squelettes d'animaux antédiluviens, de poissons d'eau douce, d'oiseaux aquatiques et de plantes inconnues, enfouis et conservés par la chaux dans des dépôts calcaires. Ce grand lac se trouvait borné par des montagnes de différente nature, mais particulièrement de nature granitique et des roches primitives, comme celles que l'on trouve sur la route de l'Ardoisière.

On pense aussi que le niveau de ce lac aurait été déplacé par des secousses dues à des mouvements volcaniques, et que des montagnes se seraient montrées par suite de ces ébranlements souterrains ; ou bien que des produits salins, déposés successivement au niveau du sol, auraient, en obstruant leurs propres issues, formé, par le mouvement ascensionnel, d'autres montagnes : dans tous les cas, c'est ainsi que se sont organisées ces masses calcaires, dures, compactes et verticalement ondulées d'arragonite que nous voyons au-dessus de la source des Célestins. On trouve dans les diverses parties du sol de Vichy, qui appartient aux terrains diluviens et postdiluviens, le calcaire siliceux et argileux pouvant fournir d'excellente chaux hydraulique. Le sol proprement dit est formé par de l'argilo-calcaire plus ou moins plastique ; il appartient au terrain tertiaire moyen et au terrain d'alluvion.

Du climat et de la végétation de Vichy.

Le climat de Vichy est doux et tempéré : pendant l'hiver, on y voit souvent de la neige, à cause du voisinage des montagnes de l'Auvergne ; le printemps, néanmoins, y commence de bonne heure. C'est pourquoi les malades feraient bien, dans l'intérêt de leur santé, de se rendre à Vichy à partir du mois de mai, qui est ordinairement le plus beau et le plus agréable de la saison. Les bords de l'Allier et du Sichon sont à cette époque plus fleuris qu'à toute autre époque de l'année.

Pendant l'été, on y éprouve parfois des chaleurs assez fortes, mais qui heureusement se trouvent tempérées le soir par la brise de l'Allier et du Sichon; des orages violents éclatent souvent alors, à cause des hautes montagnes d'Auvergne. En automne, le mois d'octobre est ordinairement très-beau, et ce n'est qu'au mois de novembre que des brouillards, venant des plaines de la Limagne, s'étendent comme un voile épais sur la vallée de Vichy.

Les espèces végétales qui croissent dans les environs sont semblables à celles du Bourbonnais et de l'Auvergne. La flore de Vichy diffère peu de celle de Paris, attendu que l'élévation de Cusset au-dessus du niveau de la mer, dit le docteur Giraudet, est égale à celle de Paris, ainsi que la moyenne des deux températures.

Du règne animal.

Il suffira, je pense, pour atteindre le but que je me suis proposé, de donner seulement un aperçu des diverses espèces animales qu'on trouve dans les environs de Vichy, afin de faire connaître les ressources que peut offrir aux baigneurs le pays qu'ils doivent habiter. Au nombre des produits de ce genre, j'aurai à signaler particulièrement parmi les *crustacés* : l'écrevisse commune ; parmi les *poissons* fournis par le Sichon, l'Allier et le Jolan, ainsi que par les étangs environnants : le saumon, la truite, le brochet, la carpe, le goujon, la tanche, l'anguille et la lamproie.

Dans la famille des *oiseaux palmipèdes*, on y voit : le canard sauvage, la sarcelle, le pluvier, le vanneau, la bécasse, le foulque des bords des étangs, la perdrix rouge et la grive.

Parmi les *quadrupèdes*, on y trouve comme partout ailleurs le mouton, dont l'espèce est petite, ainsi que le bœuf. Ses veaux seraient de très-bonne qualité, si par habitude, ou mieux pour économiser le lait des vaches, les habitants ne les vendaient pour être abattus aussitôt après leur naissance, à ce point qu'à Vichy, le veau le plus âgé n'a jamais plus d'un mois.

Le sanglier y est très-rare. Parmi les animaux nuisibles, on rencontre la vipère, le loup et le renard.

Du règne minéral.

Vichy est bâti en grande partie sur un terrain qui a pour base principale une roche calcaire formée par les dépôts salins successïfs et ascensionnels, laissés par les diverses sources thermo-minérales qui sourdent de toutes parts ; le rocher d'arragonite de la source des Célestins en offre un exemple qui indique suffisamment les phénomènes qui ont dû s'opérer anciennement sous ce rapport.

La découverte des puits artésiens nous met heureusement à l'abri des inquiétudes qu'il serait permis d'avoir, dans un temps fort éloigné sans doute, au sujet de l'occlusion des sources naturelles, ainsi que celle des Célestins tend à le faire craindre depuis longtemps.

La roche des Célestins est une sorte de muraille de 8 à 10 mètres d'épaisseur et de plus de 100 de largeur ; sa disposition représente une suite de couches concentriques, peu épaisses et complétement verticales, à surface mamelonnée. Sa composition est de calcaire cristallisé, basilaire et translucide, dont les fibres sont perpendiculaires au plan des couches ; sa texture est fibreuse ou compacte. Sur d'autres points, on voit des cellules oblongues, produites sans doute par un dégagement de gaz au moment où la matière calcaire était encore à l'état de pâte.

On a vu, en creusant le puits de M. Lardy, dans l'enclos des Célestins, que, plus profondément, cette couche verticale devient tout à fait horizontale. Ce travertin, ou masse calcaire concrétionnée, est exploitée comme moellon ; le plus récent, qui est cristallisé et grisâtre, sert à faire de la chaux. Il est composé de carbonate de chaux, de magnésie, de fer, de manganèse et d'argile.

Il est permis de croire, d'après les divers trous de sonde qui ont été pratiqués depuis quelques années dans les environs de Vichy, que l'étendue de la nappe d'eau minérale peut avoir 10 kilomètres de superficie.

D'après le docteur Giraudet, le terrain de Vichy est formé de marne grisâtre dans les environs du Sichon, et partout ailleurs de calcaire blanchâtre.

Sur la hauteur de la côte Saint-Amand, on trouve un terrain peu épais, formé de marne jaunâtre, avec des débris de roches primitives, de quartz et de galets ; plus bas, tous ces produits sont mélangés avec une grande quantité de sable, des scories volcaniques de diverses couleurs, des grès ferrugineux , des fragments de porphyre quartzifère variés et des pondingues anciens.

Le lit de l'Allier est formé par du sable, du quartz et des galets ; la nature de ce sol et le cours rapide de la rivière, dans les environs de Vichy, sont deux circonstances qui ne permettent pas, comme quelques personnes l'ont avancé, de supposer que ce soit à l'Allier qu'on doive attribuer les nombreuses fièvres d'accès qui se manifestaient autrefois vers l'automne. Tout indique, au contraire, que le territoire de Vichy est un pays très-sain ; mais il faut dire que le rouissage du chanvre qu'on y cultivait jadis , opération dont on connaît l'insalubrité, devait être considéré comme la cause déterminante des fièvres dont on a tant parlé, et ce qui le prouve, c'est que, depuis que cette culture a diminué dans les environs de Vichy, les fièvres, à cette époque de l'année, n'y sont pas plus fréquentes que partout ailleurs.

Origine des sources.

Que de théories n'a-t-on pas imaginées pour expliquer la chaleur constante des eaux minérales ! Comme il serait beaucoup trop long d'entrer dans des détails à ce sujet, je me contenterai de rapporter les explications qui paraissent se rapprocher le plus de la vérité, et qu'on doit admettre comme vraies, jusqu'à ce que des faits plus positifs soient venus nous démontrer le contraire.

Plusieurs ingénieurs des mines, M. Tetra en particulier, ont remarqué depuis longtemps que plus on s'enfonce dans la terre et plus sa température est élevée, dans les proportions de 1 degré de chaleur par 25 ou 30 mètres de profondeur. M. Arago a également constaté ce fait dans le forage du puits artésien de Grenelle, dont l'eau, à une température de 32° centigr., provenait d'un sondage qui avait 540 mètres de profondeur, ce qui prouve qu'il existe au centre de notre globe un foyer de calorique dont l'élévation de température doit nécessairement tenir tout en fusion, même les métaux les moins fusibles. Nous voyons également, d'autre part, que les matières vomies par les volcans nous arrivent toutes en fusion. Ces faits étant parfaitement démontrés, il doit en résulter, par conséquent, que les eaux pluviales, en s'infiltrant plus ou moins profondément dans le sein de la terre, s'échauffent d'autant plus qu'elles arrivent plus près de ce foyer central, et qu'à leur retour sur la surface du globe elles auront suivi, en même temps, une direction plus perpendiculaire. Cette théorie explique évidemment la cause probable de la chaleur des eaux minérales.

Il existe, en outre, une grande différence entre les eaux thermo-minérales et les eaux douces, en ce que celles-ci augmentent ou diminuent suivant que les pluies sont plus ou moins abondantes, tandis que rien de semblable n'a lieu avec les eaux thermales. Un autre fait également constant, c'est que, quelle que soit la température de l'atmosphère, celle des eaux thermales ne varie jamais. Une seule circonstance, cependant, peut la faire varier; c'est un grand tremblement de terre ou une éruption volcanique. Nous ajouterons enfin, comme dernière remarque, que toutes les sources d'eaux thermales se rencontrent généralement dans les environs des lieux où existent des foyers volcaniques.

Il est prouvé aussi que toutes les eaux minérales de Vichy, même les sources jaillissantes d'Hauterive et de Cusset, sourdent du calcaire d'eau douce, calcaire qui forme le fond de la vallée de l'Allier, et qu'elles proviennent des terrains primordiaux qui, d'après M. Boulanger, constituent avec le dépôt lacustre une nappe plus ou moins étendue, d'où elles arrivent ensuite à la surface du sol, après avoir traversé les couches des terrains tertiaires par des fissures naturelles.

Dans un rapport adressé en 1852 à M. le ministre du commerce, par M. Dufrénoy, inspecteur général des mines, il est dit : « Partout où l'on a sondé dans une étendue de 10 kilomètres autour des sources de Vichy, on a trouvé des sources alcalines gazeuses analogues à celles de Vichy. Il y a donc dans ce bassin une quantité d'eau minérale considérable. Les sondages ont appris que ces différentes sources sortent toutes d'un terrain d'alluvion qui couvre la vallée de l'Allier; elles se sont arrêtées à une couche argileuse rougeâtre, paraissant régner partout au même niveau, et divisant le terrain d'alluvion en deux parties. La sonde, après avoir traversé cette couche, a, en effet, constamment rapporté des sables analogues à ceux de la partie supérieure. On peut donc considérer le terrain d'alluvion situé au-dessous de la couche argileuse comme formant une espèce d'éponge, qui reçoit les eaux minérales de la cheminée d'ascension, et les transmet à la surface, soit par des puits artésiens naturels, comme le puits Carré, soit par des ouvertures tubulaires qu'on pratique dans sa masse au moyen de forages. »

D'après M. Bouquet, la proportion de sels fournis par les seize sources d'eau minérale du bassin de Vichy amenées à la surface du sol est évaluée par ce chimiste à 5,102 kilogr. par jour, ce qui fait 1,861,230 kilogr. par année, dont la plus grande partie se perd dans les eaux de l'Allier.

TABLEAU indiquant les diverses températures qui ont été observées à diverses époques à Vichy.

NOMS des SOURCES.	TEMPÉRATURES OBSERVÉES PAR							Le docteur Barthez,		
	Lassonne, le 10 juillet 1775.	Desbrest, le 27 avril 1777.	Berthier et Pubis, le 3 juillet 1820.	Longchamps, en juin 1825.	François, en octobre et novembre 1843.	François et Boulanger, janvier et mars 1844.	François et Boulanger, août 1844.	en août 1847.	en décembre 1850 et janvier 1853.	en novembre 1855.
Gr. puits Carré.	48,75	46,25	45,00	44,88	44,90	43,75	»	46	48	45
Puits Chomel..	43,13	36,25	40,00	39,26	37,90	28,65	»	41	42	41
Grande-Grille..	48,75	40,63	38,50	39,18	34,20	32,25	»	35	36	42
Hôpital........	36,25	36,25	»	35,25	34,60	29,90	»	31	31	31
Acacias.......	31,25	28,13	»	27,25	27,70	24,20	»	»	»	»
Lucas.	»	»	»	29,75	28,45	28,00	»	29	32	30
Celestins......	27,50	22,19	»	19,75	16,85	8 à 9	22,20	16	»	»
Puits Lardy....	»	»	»	»	»	»	»	27	26	23

Le résultat de toutes ces expériences démontre que la température de la source de la Grande-Grille après avoir sensiblement diminué, a beaucoup augmenté depuis les nouveaux travaux de captage. Cette diminution, dit M. Boulanger, paraît tenir à la variation du produit des sources dont le refroidissement naturel serait d'autant plus puissant qu'il s'exercerait sur une masse d'eau moins considérable.

Produit ou jaugeage des sources.

NOMS des SOURCES.	PRODUITS DES SOURCES DE VICHY EN 24 HEURES, D'APRÈS LES OBSERVATIONS DE					
	Berthier et Pubis en 1820.	Rose Beauvais, en 1825.	François, en 1843.	François et Boulanger		François en novembre 1854.
				en janvier 1844.	en février, mars, avril et mai 1844.	
	m c.	m. c.	m. c.	m. c.	m. c.	m. c.
Gr puits Carré.	172,00	160,00	174,594	107,802	140,951	212,544
Puits Chomel...	2,50	»				
Grande-Grille...	15,50	»	8,082	6,833	6,277	98,064
Hôpital	56,00	51,00	56,620	52,005	63,005	65,750
Acacias.	6,50	»	2,692	»	54,080	104,200
Lucas...........	6,50	»	6,508	»		
Celestins.......	0,50	»	0,455	»	0,800	5
Puits Lardy.....	»	»	»	»	36,000 lit.	»

On voit, d'après ce tableau, que les sources d'eau minérale de Vichy ont très-peu varié sous le rapport de leur volume, et que l'augmentation qui est indiquée dans la dernière colonne doit être attribuée aux grands travaux de captage, habilement exécutés par M. l'ingénieur François en 1854.

Des propriétés physiques et chimiques des eaux de Vichy en général.

Les propriétés physiques des eaux alcalines de Vichy sont d'abord d'être chaudes, excepté celles de la source des Célestins ; claires, limpides et gazeuses : la quantité de gaz acide carbonique que les eaux renferment est si considérable, qu'en s'échappant ce gaz les rend bulleuses et bruyantes, comme l'eau qui bout. Elles ont un goût piquant, aigrelet, d'une saveur légèrement alcaline, lixivielle, au dire des anciens, caractère distinctif et dominant de toutes les fontaines minérales de Vichy. Cette saveur alcaline n'a d'ailleurs rien de désagréable, à cause de l'acide carbonique qui se dégage lorsqu'on la boit. Cet acide se trouve mélangé avec une certaine quantité d'air atmosphérique plus oxygéné que celui de l'atmosphère. Les médecins qui ont écrit anciennement sur les eaux de Vichy s'accordent pour attribuer à toutes les sources l'odeur d'hydrogène sulfuré. Cette odeur n'existe plus aujourd'hui d'une manière sensible, si ce n'est à la source Lucas, à la source Chomel, et au puits Lardy. Elles laissent déposer sur les bords des bassins du sous-carbonate de chaux, tenu en dissolution par l'acide carbonique libre, avec quelques traces d'oxyde de fer. On remarque également une matière verte de nature végéto-animale qui se développe à la surface de l'eau, sous l'influence directe des rayons solaires, on ne la trouve pas dans le sein de la terre; elle est surtout très-apparente à la source de l'Hôpital ; Berzélius l'a trouvée aussi dans les eaux de Carlsbad. Elle a été décrite sous le nom de *tremella thermalis*, car on la rencontre dans toutes les eaux minérales chaudes ; on y aperçoit en outre de la glairine et de la sulfuraire. Elles colorent en bleu le papier de tournesol rougi par un acide faible, mais il faut attendre, pour que l'effet soit complet, l'entier dégagement de l'acide carbonique libre.

Voici, d'après l'analyse qui en a été faite en 1825 par M. Longchamps, les substances qu'elles contiennent par litre :

SUBSTANCES contenues DANS LES EAUX.	SOURCES.						
	Grande-Grille.	Chomel.	Grand-Bassin.	De l'Hôpital.	Des Acacias.	Lucas.	Des Célestins.
	litre.	litre.	litre.	litre.	litre.	litre.	litre.
Acide carbonique.	0,475	0,459	0,534	0,494	0,649	0,540	0,562
	gr.	gr.	gr.	gr.	gr.	gr.	gr.
Carbonate de soude	4,9814	4,9814	4,9814	5,0513	5,0513	5 0863	5,3240
— de chaux...	0 3490	0,3488	0.3429	0,5223	0,5668	0,5005	0,6103
— de magnésie	0,0849	0,0852	0,0867	0 0952	0,0972	0.0970	0,0725
Muriate de soude..	0,57 0	0 5700	0,5700	0,5426	0,5426	0,5163	0,5790
Sulfate de soude..	0,4725	0.4725	0,4725	0,4201	0,4202	0.8933	0.2752
Oxyde de fer.....	0,0029	0,0031	0 0066	0 0020	0,0170	0,0029	0.0059
Silice............	0,0736	0,0721	0,0726	0,0478	0,0510	0,0415	0,1131
Totaux...	6,5351	6,5331	6,5327	6,6814	6,7461	6,6678	6,9802

TABLEAU général donnant la composition de plusieurs sources de Vichy, établie pour un poids de 1,000 grammes de liquide (1 litre), considéré comme à la sortie du sol, par M. O. Henry.

PRINCIPES MINÉRALISATEURS.	VICHY.			CUSSET.		HAUTERIVE.
	Source Grande-Grillo.	Source Nouvelle (Brosson).	Nouv.le source des Célestins (Lardy).	Source du puits (Tracy).	Source de l'Hôpital.	Première source (Brosson).
Azote.	inapprecie.	inapprécié.	inapprécié.	inapprécié.	inapprécie.	inapprécié.
Acide carbonique libre.	0,231 lit.	0,272 lit.	0,501 lit.	1,040 lit	0,280 lit.	0,511 lit.
Bicarbonates anhydres — de soude.	4,900 gr.	4,840 gr.	4,137 gr.	4,620 gr.	5,150 gr.	5,240 gr.
— de potasse.	indices.	indices.	indices.	indices.	indices.	indices.
— de chaux	0,107	0,094	0,277	0,380	0,661	0,140
— de magnesie.	0 065	0,057	0,240	0 220	0,330	0,140
— de strontiane.	traces.	traces.	traces.	traces.	traces.	traces.
— de lithine.	id.	id.	id.	id.	id.	id.
Sulfates anhydres — de soude.	0,469	0,410	0,170	0,400	0,502	0,320
— de potasse.	0,020	0,004	0,020	0,020	0,040	traces.
Chlorures — de sodium.	0,538	0,500	0,358	0,380	0,460	0,410
— de potassium.	0,004	0,003	0 022	0,020	0,020	0,210
Iodure Bromure — alcalins.	sensibles.	sensibles.	sensibles.	sensibles.	sensibles.	sensibles.
Phosphate ?.	?	?	?	?	?	?
Nitrate ?.	?	?	?	?	?	?
Silicate — de soude.	0,400	0,340	0,120	0,030	0,120	0,050
— d'alumine.	0,250	0,233	inapprecie.	0,080	0,120	0,050
Fer et manganèse.	0,001	0,001	0,001	0,001	0,120	0,050
Matière organique azot. (av. conserves). . . .	indices.	indices.	indices.	indices.	indices.	indices.
Substances fixes.	6,734	6,482	5,315	6,151	7,253	6,170
Eau pure.	»	»	»	»	»	»

En outre de ces produits, M. Henry ajoute qu'il
a trouvé l'iode, la lithine, la strontiane et le silicate
alcalin; plus tard d'autres chimistes, tels que
MM. Chevallier, Gobley, Poggiale, Bru et Bouquet
ont signalé la présence de l'arsenic dans toutes les
sources de Vichy. Ce dernier a trouvé, en outre, des
matières de nature organique, en ajoutant que
l'acide arsénique est d'autant plus abondant que
les eaux sont plus ferrugineuses, et qu'il se con-
centre en quantités considérables dans les dépôts
que l'on remarque autour des sources. La proportion quantitative déterminée par ce chimiste s'é-
lève à 0^{gr},001 par litre pour les eaux non ferrugineuses et à 0^{gr},002 pour celles qui admettent
des quantités notables de protoxyde de fer. L'examen qui a été fait des eaux de Vichy par M. Bouquet prouve en outre qu'elles n'ont pas éprouvé
de variation notable depuis un tiers de siècle, ce
qui démontre leur parfaite stabilité de composition chimique.

Des propriétés particulières à chaque source.

Certains esprits forts diront, ainsi que je l'ai
souvent entendu répéter : « A quoi bon se donner
la peine d'aller boire à une source plutôt qu'à
une autre? toutes n'ont-elles pas les mêmes propriétés? La chimie n'a-t-elle pas reconnu qu'elles

renfermaient les mêmes éléments ? Sans doute,
les chimistes ont bien rencontré quelques petites
différences dans les quantités, quelques légères
variations dans leur température; mais tout cela
est trop minime au fond pour donner lieu à des
changements dans leurs propriétés médicinales. »
Il est vrai que, si nous ne devions nous en rapporter qu'à l'analyse chimique, cette opinion
pourrait avoir quelque apparence de vérité; mais,
malheureusement pour les incrédules, les faits
sont là pour démontrer les résultats divers qui,
tous les jours, viennent frapper l'attention des
malades.

Il est évident que les eaux, chimiquement,
n'ont pas entre elles de différences bien tran-
chées, et cependant nous voyons souvent qu'elles
conviennent à telle personne plutôt qu'à telle
autre, et qu'il s'établit, sans que nous puis-
sions nous en rendre compte, une sorte d'affinité
entre certains tempéraments et certaines sources.
Sans doute, personne ne peut nier que, depuis
Bayle, l'analyse des eaux minérales n'ait fait
d'immenses progrès; mais il nous est démontré également, par cette même science, qu'on
est encore loin de connaître exactement les éléments qui entrent dans la composition des eaux
en général. Ainsi, d'un côté, les divers modes

d'action produits chez les malades, et, de l'autre, l'impuissance de la chimie nous autorisent à penser qu'il existe des variétés d'action qui sont inhérentes à chaque source. Et, sans aller plus loin, nous pourrions nous arrêter à la différence de leur température, qui devrait suffire, ce nous semble, pour nous convaincre de cette vérité ; car de cette modification seule découlent une foule de considérations qu'il est impossible de nier. Ainsi, par exemple, une température plus élevée indique déjà une profondeur p'us grande de la source, par conséquent, des points de contact plus multipliés dans son trajet, des propriétés dissolvantes plus énergiques, et enfin une chaleur qui à elle seule peut déterminer, selon le tempérament, des effets bien différents.

D'après toutes ces considérations, je pense donc qu'il est utile et sage de s'en tenir à ce que l'expérience nous apprend journellement, et d'écouter la voix de la nature, qui se révèle à nous par les divers effets salutaires ou nuisibles ressentis par les malades eux-mêmes. Voici d'ailleurs quelle était l'opinion des anciens médecins sur les propriétés particulières attribuées aux diverses sources de Vichy ; et cette opinion, je dois le dire, a pour moi une grande valeur, attendu qu'elle est basée sur l'observation d'un

grand nombre de faits, recueillis, comme le faisaient les anciens, avec la plus minutieuse attention.

Source du grand puits Carré.

Cette source est située au milieu de la galerie
nord, à l'extrémité de la grande galerie de communication, à droite en entrant sous le vestibule
du grand établissement thermal. C'est elle qui
fournit la plus grande partie de l'eau nécessaire
au service des bains.

La source du puits Carré est aujourd'hui peu
fréquentée par les buveurs, à cause de sa disposition peu commode pour y puiser l'eau directement. Aussi l'administration a-t-elle eu soin d'y
placer un escalier à l'usage des malades. L'eau de
cette source a été employée dans tous les temps
contre les maladies des voies digestives compliquées d'affections pulmonaires ; et si la digestion
en paraissait quelquefois difficile, on avait soin de
la couper avec un tiers de lait. C'est, selon le docteur Desbrest, la plus douce et la moins incen-
diaire de toutes les fontaines minérales de Vichy.

Les anciens médecins la recommandaient également aux personnes maigres, sèches et nerveuses.

Source du puit Chomel, ou petit puits.

Cette fontaine, ornée anciennement d'un petit bassin en marbre blanc, est située vers le milieu de la galerie nord du grand établissement, à droite avant d'arriver à la porte grillée qui conduit dans la grande galerie de communication, et à 4 mètres environ du puits Carré. Elle est aujourd'hui élevée au niveau du sol à l'aide d'une petite pompe aspirante qui lui conserve ses principes naturels.

Cette source, d'après les renseignements qui m'ont été fournis par M. François, ingénieur des mines, a une origine commune et se trouve solidaire avec la source du puits Carré, dont nous venons de parler; c'est pour cela qu'elle est administrée avec un égal succès, en boisson, dans les mêmes affections que la précédente. Je ne puis cependant passer sous silence ses propriétés anciennes, ses qualités, que le temps n'a fait que confirmer. A cet effet, je laisserai parler ici de préférence le médecin dont la source porte le nom, à cause de la découverte qui en fut faite en sa présence, pendant que les ouvriers creusaient les fondations du bâtiment neuf, en 1775.

« Je ne rapporterai pas, dit Chomel, les effets

« merveilleux que les eaux de cette source ont
« produits ; il suffit de dire que tous ceux qui en
« ont bu s'en sont bien trouvés, particulièrement
« ceux qui sont affectés de la poitrine et de l'es-
« tomac, et les Anglais qui sont sujets à la ma-
« ladie de consomption les boivent avec plaisir.
« Je les ai vus souvent les mélanger avec du lait
« et du thé, et s'incliner sur les eaux pour en
« respirer les parties volatiles. »

Source de la Grande-Grille.

Cette source, ainsi nommée à cause d'une
grande grille de fer qui l'entourait encore en 1853,
est située à l'extrémité est de la galerie nord du
grand établissement, à gauche en entrant par
l'arcade de la rue Cunin-Gridaine, en face de
l'hôtel des bains.

Si nous devons nous en rapporter, ainsi qu'il
convient de le faire, aux écrits publiés par les
anciens intendants des eaux sur les vertus particulières de cette source, nous dirons qu'elle
était réputée alors comme renfermant beaucoup
plus de sels que les autres fontaines, comme
possédant à un très-haut degré la propriété de
remédier aux vices des premières voies, au déran-

gement des organes de la digestion, ainsi qu'aux obstructions des viscères abdominaux.

« Cette source, dit le docteur Desbrest, doit
« être préférée toutes les fois qu'on a besoin d'a-
« gir et de remuer plus efficacement la machine,
« et de mettre ses organes dans le plus grand
« jeu. »

Elle est employée aujourd'hui avec succès, principalement dans les pesanteurs d'estomac, dans les mauvaises digestions, l'inappétence, les borborygmes ; mais plus particulièrement encore pour dissoudre les engorgements du foie et de la rate, dissiper les coliques hépatiques, favoriser l'écoulement de la bile, et faire disparaître par conséquent les traces de la jaunisse.

L'eau de cette fontaine détermine quelquefois de légères purgations. On la prend en bains et en boisson, et celle que l'on met en bouteilles est transportée dans les diverses contrées de l'Europe.

Source des Dames (près Cusset).

Cette source, dont l'écoulement se fait remarquer dans la galerie du grand établissement, à l'extrémité opposée, faisant pendant à la source de la Grande-Grille, présente d'après l'analyse chimique une composition analogue à l'eau du puits Lardy; toutes deux sont ferrugineuses, et renferment, d'après M. Bouquet, 12 milligrammes de protoxyde de fer par litre d'eau; son jaillissement a lieu également par suite d'un forage artésien.

Cette eau, d'une température de 16° centig. et d'un produit de 22,000 litres par jour, a été amenée à Vichy pendant la saison de 1855 au moyen d'un tube en fonte qui protége et conserve dans tout son parcours ses éléments gazeux. Pour obtenir ce résultat, on a placé à l'origine de la source un appareil composé d'une colonne ascensionnelle terminée par deux cuvettes dont l'ensemble forme, avec la soupape fixée au centre de la vasque qui reçoit l'eau à son jaillissement, un joint hydraulique complet, de telle sorte qu'elle est soumise par ce moyen à une pression gazeuse constante depuis sa source jusqu'à son arrivée à Vichy, ce qui garantit sa parfaite conservation.

Dans cet état, cette eau possède toutes les propriétés médicinales que l'on reconnaît aux sources alcalines ferrugineuses de Vichy, propriétés spéciales dont nous aurons occasion de parler lorsqu'il sera question de la source Lardy.

Source Lucas.

Cette source, qui est située en face de l'hôpital militaire, à 10 mètres de distance, était autrefois celle des Acacias.

En 1844, M. François, ingénieur en chef des mines, après des travaux de captage commencés à 7 mètres en contre-bas du sol, est parvenu à la réunir à la source Lucas. Par suite de nouveaux travaux pratiqués en 1854, ces deux fontaines réunies donnent, par vingt-quatre heures, d'après une note qui m'a été remise par M. l'ingénieur François, 105 litres d'eau au lieu de 55 qu'elles fournissaient auparavant. Il paraît que cette source aurait été occupée autrefois par une piscine romaine. Des restes de constructions, trouvés pendant les travaux de captage, ne laissent aucun doute à cet égard.

Cette eau renferme particulièrement une quantité très-notable d'hydrogène sulfuré. Cet acide n'est appréciable qu'à la source, il disparaît complétement par le transport ; car l'analyse qui en a été faite à Paris, peu de temps après son puisement, par M. Bussy, en 1850, sur la demande de M. le ministre du commerce, a démontré qu'il n'en existait pas les plus légères traces dans les bouteilles, ce qui prouve que cet acide n'est là qu'accidentellement, et qu'il est dû, sans doute, à la fermentation de quelques substances organiques que les eaux traversent; ce qu'il y a de certain, c'est qu'il n'y est pas combiné, comme dans les sources véritablement sulfureuses.

Son action est très-énergique; elle favorise activement toutes les sécrétions, et l'impression qu'elle produit sur l'estomac est tellement vive que l'appétit, dit Longchamps, se perd bientôt si on la prend en trop grande quantité.

Elle est très-utile dans les maladies de la peau sans inflammation de la partie malade. Lorsqu'on la prend en boisson, on doit faire en sorte que l'estomac ne soit pas irrité. Il faut, dans tous les cas, la boire avec ménagement, la couper avec du lait ou une infusion de tilleul, ou, mieux encore, avec de l'eau ordinaire gommée. Son efficacité est surtout très-grande lorsque l'affection gastrique succède à une maladie cutanée, dartreuse ou galeuse; on la prend en boisson à l'émergence de la source. Elle sert, en outre, à alimenter les bains du grand établissement.

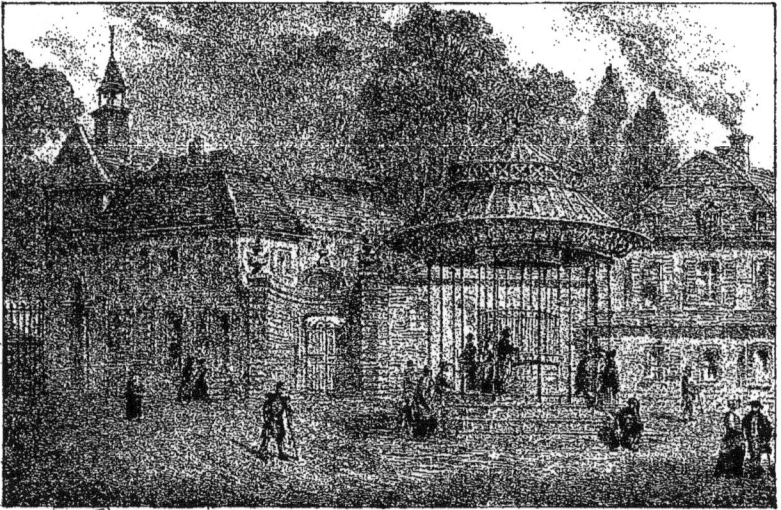

PLACE ROSALIE ET SOURCE DE L'HOPITAL

Source de l'Hôpital.

Son voisinage avec l'hôpital civil a valu à cette source le nom qu'elle porte ; elle est située sur la place appelée Rosalie, ainsi désignée en l'honneur de la duchesse de Mouchy, qui, en 1819, fit exécuter à ses frais sur cette place de grands travaux d'assainissement, rendus nécessaires par suite des eaux stagnantes qui détrempaient les terres et rendaient fangeux les abords de la fontaine. Un large bassin en pierre, élevé de 2 mètres au-dessus du sol, de forme ronde, sert à contenir l'eau de cette source, protégée, en outre, par une grille en fer surmontée d'une élégante coupole de même métal. Cette coupole a pour but d'abriter la nappe d'eau contre l'action directe d'une trop vive lumière, dont l'influence paraît favoriser particulièrement le développement de l'oscillaire des eaux thermales, dont nous avons parlé plus haut, laquelle recouvre d'une écume verdâtre une partie de la surface de cette fontaine.

Cette source a conservé jusqu'à présent la réputation, méritée d'ailleurs, d'agir principalement dans les affections des voies digestives, en ranimant les forces vitales des organes de la digestion depuis longtemps affaiblies ; de régulari-

ser les digestions dépravées ; de dissiper les jau-
nisses anciennes, avec dégoût et inappétence. Elle
est très-efficace aussi dans la gastralgie et la dyspepsie, autrement dit dans les maladies de l'estomac, caractérisées par un affaiblissement des
forces nerveuses de cet organe, ou bien par une
exhalation surabondante de gaz après les repas,
sans que les sécrétions gastrique et biliaire paraissent en être altérées.

Le docteur Desbrest nous dit qu'elle était autrefois recommandée également dans les engorgements des ovaires et de la matrice, dans
les coliques bilieuses et venteuses, les coliques
néphrétiques et les suppressions des urines et des
règles. Chomel pensait qu'elle était plus purgative
que les autres, et que son action s'exerçait de
préférence sur les personnes replètes, remplies
d'humeurs, ayant la fibre lâche, molle et inerte ;
qu'elle convenait surtout lorsqu'il fallait ébranler
les solides, diviser et atténuer les fluides.

Il était d'usage, à cette époque, de prendre,
dans les maladies invétérées, un tiers de cette
source et deux tiers de la source de la Grande-
Grille. Beaucoup de malades se servent encore,
de nos jours, des eaux de ces deux sources simultanément. Sa propriété digestive est en effet
très-remarquable, et beaucoup de buveurs, dont

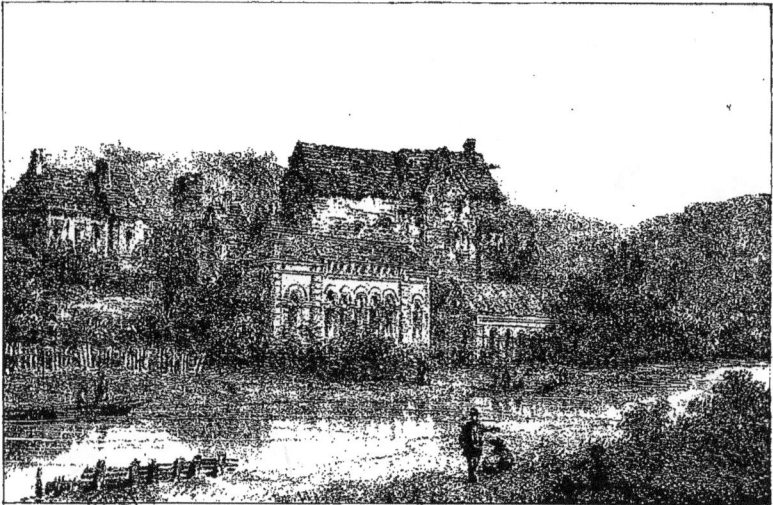

Imp. Thierry frères Paris.

SOURCE ET ANCIEN COUVENT DES CÉLESTINS

l'estomac digère difficilement, viennent chaque jour, après leurs repas, en prendre une petite quantité en guise de café.

Source des Célestins.

La fontaine qui porte ce nom est située à l'extrémité de l'ancien Vichy, sur la rive droite de l'Allier. Avant 1844, cette source, qui était renfermée dans un petit pavillon, ne donnait qu'une très-faible quantité d'eau ; depuis cette époque, des travaux exécutés avec soin en ont augmenté les ressources. On y a construit un pavillon commode, qui met à l'abri de la pluie et du soleil les malades qui se rendent à la source ; on y trouve aussi une salle de billard pour l'agrément des buveurs. Un chemin facile, pratiqué dans le roc, un autre, longeant l'Allier, placent aujourd'hui cette fontaine dans des conditions qui ne laissent, sous ce rapport, rien à désirer.

L'eau de la source des Célestins est la plus chargée de toutes en acide carbonique et en substances salines. Avant que l'analyse chimique en eût fait connaître les principes constituants, on avait pour habitude d'y envoyer les malades chez lesquels les médecins craignaient d'irriter trop vivement le système nerveux, comme aussi de trop augmenter la circulation du sang. On ne dirigeait sur cette source que les personnes qu'on ne devait remuer que doucement, afin de tempérer la lymphe, d'enlever les obstructions légères et de préparer les malades à l'administration des eaux chaudes, considérées, à cette époque, comme les plus énergiques de Vichy.

Aujourd'hui, l'analyse chimique et l'expérience ont démontré que, de toutes les sources, celle des Célestins est la plus énergique, et que, bien loin d'y appeler les personnes faibles ou délicates, il faut, au contraire, les en éloigner avec le plus grand soin, ainsi que les personnes nerveuses, irritables, les femmes hystériques, vaporeuses ou trop sensibles.

Le docteur Desbrest avait parfaitement apprécié l'énergie de cette source, car il nous dit qu'elle convient plus particulièrement aux individus lymphatiques, à constitution humide, avec relâchement général des tissus, sur lesquels il est nécessaire d'agir avec force et vigueur, et dont les nerfs ont perdu une partie de leur sensibilité; et son opinion relativement à l'action excitante de cette eau est telle, que « si elle contenait, dit-il, « ainsi que celle des autres sources, de l'esprit sul- « fureux volatil, et qu'elle fût thermale, elle ne « serait peut-être d'aucun usage, à cause des

« dangers que courraient ceux qui voudraient la
« prendre. » D'après cela, il pensait qu'il ne fallait avoir recours à cette fontaine que lorsque les
autres étaient restées sans efficacité.

Aujourd'hui, la source des Célestins n'est guère
fréquentée que par les malades qui sont atteints
d'affections des reins, de la vessie, de la gravelle,
de la pierre ou de la goutte. C'est elle qui favorise
le plus la sécrétion urinaire. Son efficacité dans
les deux premières maladies n'est aujourd'hui
contestée par personne ; mais il n'en est pas de
même à l'égard des trois dernières; aussi j'ai pensé
que, d'après l'importance de ces affections et les
diverses opinions médicales qui ont été émises
par des hommes aussi recommandables par leur
savoir que par leur longue expérience des eaux, il
était nécessaire d'examiner cette question ; ce que
j'ai fait avec le plus grand soin, ainsi qu'on le
verra, lorsqu'il sera question de la goutte et des
calculs urinaires.

Source du puits artésien de Lardy.

Cette source, qui a 150 mètres de profondeur,
est située dans l'enclos des Célestins, à quelques
mètres au-dessus de la fontaine qui porte ce
nom. Son eau se distingue par sa nature à la fois

ferrugineuse, alcaline et gazeuse. L'analyse qui
en a été faite par M. Henry, et que l'on voit au
tableau général, fait connaître qu'elle renferme tous les éléments des sources naturelles
alcalines.

L'expérience nous a prouvé que cette eau jouit
en effet des mêmes propriétés, en y ajoutant celles
du fer, substance qui est démontrée par le dépôt
abondant qu'elle laisse sur son trajet. On reconnaît à l'odorat la présence bien manifeste de l'hydrogène sulfuré; cette odeur est plus sensible à
l'approche des orages. On a constaté en outre,
mais ceci s'applique également à toutes les sources minérales naturelles de Vichy, qu'à l'approche
des orages, pendant que l'atmosphère est violem-
ment agitée, les eaux sont plus lourdes, plus pe-
santes et plus difficiles à digérer. « Dans les temps
« d'orages, dit le baron Lucas, il faut les boire
« avec précaution, car elles sont d'une digestion
« laborieuse ; elles causent un ballonnement du
« ventre, incommode et tellement apparent,
« qu'on les regarde comme précurseur d'un chan-
« gement qui doit s'opérer dans l'atmosphère. »
Ce fait, qui a été observé dans toutes les eaux
gazeuses et dont on n'a pu se rendre jusqu'à présent un compte bien exact, trouve aujourd'hui
son explication dans la diminution de l'air oxy-

géné et de l'acide carbonique contenus naturellement dans l'eau des sources.

Les expériences récentes de M. Doyère sur la
véritable constitution de l'air atmosphérique
viennent nous donner la clef de ce changement
remarquable dans la digestibilité des eaux. En
effet, comme il est prouvé que celles de Vichy
renferment de quarante à cinquante fois leur volume d'air, plus oxygéné que celui de l'air atmosphérique ; qu'il résulte en outre , de ces
mêmes recherches, que plus la pression atmosphérique est grande, plus aussi les proportions d'air
dans l'eau sont considérables ; je pense, d'après
ces faits, que si les sources de Vichy sont plus
agitées à l'approche des orages, cela tient à ce
que la pression atmosphérique étant plus faible,
ainsi que le démontre le baromètre, une plus
grande quantité d'air oygéné et d'acide carbonique s'échappe dans cet intervalle, ce qui doit
nécessairement les rendre plus lourdes et plus difficiles à digérer, par suite de la diminution ou
des changements de rapport de l'oxygène et de
l'azote de cet air lui-même, dont les propriétés
particulières sont de réveiller fortement l'action
vitale de nos organes.

Les propriétés médicinales de l'eau de cette
source sont très-énergiques, toutes les constitutions

ne peuvent la supporter ; elle agite sensiblement
le système nerveux, cause de l'insomnie et produit
chez quelques malades, chez les femmes en particulier, les mêmes phénomènes cérébraux que le
vin de Champagne. En général, les personnes qui
la prennent en éprouvent des effets très-salu-
taires. La constitution des malades de l'hôpital
qui en ont bu était généralement détériorée, avec
mollesse et souvent infiltration des tissus, ou bien
sous l'influence d'une cachexie paludéenne : c'est,
sans aucun doute, à la réunion de l'alcali et du fer
que cette eau renferme que nous devons attribuer
les résultats favorables que ces malades en ont obtenus. Elle convient aussi aux personnes chlorotiques, ainsi que dans l'aménorrhée : dans ces
sortes d'affections, ses principes ferrugineux viennent augmenter la matière colorante et la richesse
du sang.

Source du Parc.

Il existe à Vichy, depuis le mois de janvier
1844, une seconde source d'eau minérale jaillis-
sante, qui appartenait à MM. Brosson ; elle est
d'une profondeur de 40 mètres et d'une température de 23° centigr., et située entre le parc et la
rive droite de l'Allier. Cette source, qui a été
achetée par MM. les fermiers, fait partie aujour-

d'hui des sources de l'Etat. D'après l'analyse qui en a été faite officiellement par M. O. Henry, et qu'on trouve au tableau général d'analyse, cette eau, étant composée des mêmes éléments minéralisateurs que ceux des sources découvertes à Hauterive, à Cusset et à Vichy, doit nécessairement, son origine étant la même, jouir des mêmes propriétés médicinales. Ce puits artésien coule aujourd'hui d'une manière intermittente, mais peu régulière.

Sources d'Hauterive-lès-Vichy.

Il existait jadis à Hauterive, petit village à 4 kilomètres de Vichy, sur les bords de l'Allier, deux petites fontaines, qui s'écoulaient lentement au niveau du sol; elles n'avaient d'autre usage que d'être employées en boisson par les habitants de la localité. Une de ces sources ayant cessé de couler, on la croyait perdue dans les sables voisins, quand MM. Brosson, qui en étaient propriétaires, se livrèrent à des travaux de sondage qui donnèrent naissance à deux sources jaillissantes que l'on voit aujourd'hui.

Le rendement de la source principale est, dans les vingt-quatre heures, d'environ 86 m. c., et sa température de 14 à 15° cent. L'analyse, qui en a été faite par ordre du gouvernement, et que l'on

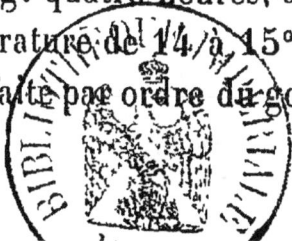

6

peut comparer avec celles de Vichy, dans le tableau général d'analyse, prouve toute la richesse de ces éléments minéralisateurs.

Ces deux sources, ainsi que les quatre baignoires qui forment l'établissement balnéaire, ont été achetées par les fermiers de Vichy ; elles font partie aujourd'hui des sources de l'Etat.

Source de Saint-Iore.

On connaît depuis longues années à Saint-Iore, petite commune à 5 kilomètres de Vichy, sur la route de Nîmes, deux sources minérales naturelles dont l'eau a la plus grande analogie avec celles de Vichy. Ces eaux sont froides, gazeuses et alcalines ; elles coulent avec un débit de 10,000 litres par jour : les gens du pays s'en servent depuis longtemps avec succès pour les besoins de la médecine.

Sur la demande de MM. Larbaud et Badoche, fermiers de ces eaux, l'Académie de médecine a chargé M. O. Henry d'en faire l'analyse ; et la conclusion de son rapport a été que rien ne s'opposait à ce que l'autorisation d'exploiter les sources de Saint-Iore au point de vue médical fût accordée aux propriétaires, attendu que les produits de ces sources peuvent répondre, dit ce chimiste, à certains exigences maladives.

De l'action physiologique des eaux de Vichy.

TABLEAU comparatif de l'action de l'eau minérale pure et de l'eau ordinaire sur la circulation, administrée sous la forme de bains de piscine, après un séjour d'une heure et demie ; la température du bain étant, en entrant, de 34° centigr., et de 30° en sortant.

Nos DES LITS.	NOMBRE DE PULSATIONS PAR MINUTE.					OBSERVATIONS.
	Le matin au lit, avant de partir pour le bain.	En arrivant au bain.	En sortant du bain.	Au lit, une heure après.	Au lit, deux heures après.	Au lit, trois heures après.	
							Eau minérale.
1	68	96	80	88	100	100	
2	70	68	60	64	68	68	En sortant { Pulsations en plus. 7
4	68	80	70	64	68	68	du bain. { id. en moins. 4
12	72	68	64	68	64	64	(id. égales.. . 2
13	68	80	80	80	78	72	Une heure { Pulsations en plus. 5
14	72	72	64	64	68	68	après. { id. en moins. 6
15	72	80	80	56	58	56	(id. égales. ..2
18	60	80	64	72	68	68	Deux heu- { Pulsations en plus. 6
51	54	104	84	80	72	76	res après. { id. en moins. 6
54	56	80	84	64	52	56	(id. egales....1
55	64	72	64	64	68	68	Trois heu- { Pulsations en plus. 6
B.	68	84	56	68	67	76	res après. { id. en moins. 2
D.	64	84	80	76	68	72	(id. egales. ...2
			EAU ORDINAIRE.				
							Eau ordinaire.
1	68	80	84	84	85	84	
2	72	72	60	60	60	60	En sortant { Pulsatoins en plus. 7
4	68	72	72	68	60	64	du bain. { id. en moins. 5
12	72	72	68	72	60	60	(id. égales ...1
13	68	76	72	72	72	72	Une heure { Pulsations en plus. 6
14	72	80	60	64	68	68	après. { id. en moins. 5
15	72	80	84	68	68	64	(id. égales.'...2
18	68	76	64	72	64	68	Deux heu- { Pulsations en plus. 5
51	80	88	80	76	80	76	res après. { id. en moins. 7
54	86	76	58	52	52	52	(id. egales ...1
55	64	68	72	72	68	64	Trois heu- { Pulsations en plus. 4
B.	67	68	72	68	68	68	res après. { id. en moins. 7
D.	67	68	64	68	72	72	(id. égales....2

Il résulte du tableau qui précède que vingt-six

malades ont été soumis aux diverses expériences relatives à l'action de l'eau minérale, prise en bains, sur la circulation du sang, ce qui fait en tout quatre-vingt-dix épreuves. Sur ce nombre :

Cinquante fois la circulation du pouls a été plus élevée que dans l'état normal, plusieurs heures après le bain ; trente fois elle a été au-dessous ; et neuf fois dans un état complet d'égalité. Sur trente épreuves faites sous l'influence de l'eau minérale refroidie : vingt fois la circulation du pouls a été plus élevée, plusieurs heures après le bain, que dans l'état normal; huit fois elle a été au-dessous ; et deux fois dans un état complet d'égalité.

Ces expériences ont été entreprises dans le but de connaître l'action de l'eau minérale sur la circulation du sang, action qui, d'après l'opinion qui m'avait été communiquée par plusieurs de mes confrères, devait produire une diminution très-considérable dans les battements du pouls. L'expérience a prouvé qu'il n'en était pas tout à fait ainsi, même après des bains de trois et quatre heures de durée.

Nous devons cependant ajouter que, bien que la circulation du sang soit augmentée par suite de l'excitation que l'eau alcaline détermine sur la peau, excitation qui dure encore chez certains malades vingt-quatre heures après, cela n'em—

pêche pas l'action dynamique hyposthénisante de s'exercer sur le système musculaire, ainsi que le remarquent en général les malades après quelques jours de traitement. J'aurais désiré pouvoir indiquer ici, comme j'en avais l'intention, la quantité d'eau minérale absorbée, l'augmentation ou la diminution du poids du corps, et mettre d'accord sur ce point les diverses opinions des physiologistes, dans un bain pendant un temps donné ; mais j'ai reconnu qu'une appréciation de ce genre, pour être exacte, était très-difficile, car il aurait fallu connaître d'avance la perte que faisaient éprouver, dans ce même espace de temps, et à toutes les époques de la journée, les facultés exhalantes de la personne soumise à l'expérience, ce qui est de la plus grande difficulté. J'ai pu remarquer seulement que le poids des personnes augmentait légèrement après un bain d'une heure. Les expériences de Séguin nous ont appris en outre que le corps perdait infiniment moins dans l'eau qu'à l'air libre. A toutes ces considérations il faut ajouter que l'absorption varie suivant l'organisation de la peau ; ainsi les personnes qui ont la peau sèche absorbent peu, mais aussi elles ne transpirent jamais.

Pour bien connaître les effets physiologiques d'un médicament, il faut les observer sur un sujet jouissant d'une parfaite santé, dont l'équilibre des organes et des fonctions ne laisse rien à désirer. C'est pourquoi j'ai cru nécessaire de soumettre à cette épreuve plusieurs personnes bien portantes, qui ont consenti à me prêter leur concours à cet effet ; mais comme il serait trop long de rapporter toutes les observations qui s'y rattachent, j'ai pensé qu'il me suffirait d'inscrire ici les conclusions que j'ai pu en tirer.

Conclusions concernant les nombreuses expériences que j'ai faites pour connaître l'action physiologique qu'exercent les eaux minérales de Vichy, prises à haute dose, en boisson seulement.

Ces expériences démontrent :

1° Que dans l'état de santé, les eaux alcalines de Vichy, prises en boisson à haute dose, de douze à quinze verres en moyenne par jour, et souvent plus pendant une période de vingt à trente jours, n'exercent pas de modification sensible sur la circulation du sang ; cependant, si un changement a lieu, il est à remarquer que c'est plutôt dans le sens de la diminution que dans celui de l'augmentation des battements du pouls ;

2° Qu'elles rendent la respiration pulmonaire plus facile et les mouvements musculaires plus libres ;

3° Qu'elles déterminent parfois de la lourdeur

de tête avec propension au sommeil, et quelquefois aussi avec un léger sentiment d'ivresse, phénomène qui se remarque plus particulièrement chez
les personnes nerveuses, les femmes et les enfants ;

4° Qu'elles réveillent rapidement le besoin de
manger et rendent les digestions plus faciles ;

5° Que leur action sur le tube intestinal détermine plus souvent la constipation que la diarrhée :
néanmoins, s'il arrive parfois que dans le cours du
traitement les selles soient augmentées, ce dérangement ne tarde pas à s'arrêter ; si on diminue
la quantité d'eau minérale pendant ce temps, la
tolérance s'établit, et il n'est pas rare de voir
ensuite ces mêmes personnes supporter sans aucun autre dérangement des doses d'eau beaucoup plus fortes qu'auparavant ;

6° Que les urines, dont l'alcalinité se manifeste
généralement une demi-heure après avoir pris
les premiers verres d'eau, sont ensuite claires,
limpides et sans sédiment d'acide urique ; sous
le rapport de la quantité, elles perdent un demi-
litre et souvent plus, en tenant compte de l'eau
minérale bue et de la proportion d'urine rendue
journellement par la personne, cette différence en
moins s'explique par la transpiration cutanée, qui
est augmentée pendant qu'on boit les eaux ;

7° Qu'il se manifeste chez les deux sexes, dès

les premiers jours, une excitation très-remarquable sur les organes de la génération, qui diminue ensuite vers le milieu du traitement;

8° Que la plupart des personnes qui ont bu les eaux à la dose de six à huit verres par jour, en moyenne, éprouvent généralement vers le vingtième jour du dégoût et de la pesanteur à l'estomac avec diminution sensible dans les forces physiques.

Ces divers phénomènes se manifestent plus rapidement encore si les verres d'eau sont plus nombreux; cette satiété vers le vingtième jour a fait penser aux anciens médecins que la cure était terminée, et que la nature alors avait horreur de l'eau;

9° Que si les organes renfermés dans l'abdomen ne paraissent pas affectés pendant une période de trente jours de boisson, il n'en est pas de même lorsque ces organes se trouvent sous l'influence d'une irritation plus ou moins vive; on voit alors la partie irritée s'exaspérer et un trouble dans les sécrétions intestinales sous forme de diarrhée se manifester bientôt après; ce qui indique que c'est avec la plus grande modération qu'il faut prendre ces eaux lorsque l'appareil digestif est sous l'influence d'une phlegmasie plus ou moins intense;

10° Lorsque les eaux fatiguent ou surexcitent

les organes, ces divers phénomènes se traduisent de la manière suivante :

a. Sur l'estomac, par un sentiment de pesanteur, de ballonnement ou de brûlure sans soif ;

b. Sur les intestins, par des coliques, des borborygmes ou de la diarrhée ;

c. Sur les reins, par une sorte de chaleur avec picotements, un quart d'heure ordinairement après avoir bu les premiers verres d'eau ;

d. Sur la vessie, par un poids ou un malaise dans la région vésicale, avec fréquents besoins d'uriner ; d'autres fois, avec difficulté d'accomplir cette fonction ;

e. Sur le foie ou la rate engorgés par un sentiment de fourmillement, de chaleur ou de pesanteur, ce qui indique un commencement de travail de résolution dans ces organes ;

11° On remarque généralement aussi qu'aux approches et pendant les orages, les personnes qui dans ce moment prennent les eaux éprouvent, les unes de la pesanteur avec ballonnement à l'estomac, les autres de l'inappétence ou des étouffements, avec un sentiment de chaleur dans la poitrine ou le dos, et presque tous un anéantissement général des forces physiques, ce qui démontre que les eaux ne sont pas aussi bien digérées que dans les temps de calme. Ce changement ne peut s'expliquer qu'en l'attribuant à la pression atmosphérique, laquelle étant moins grande durant les orages et les tempêtes, les eaux alors bouillonnent davantage et perdent une plus grande partie de leurs gaz, ce qui les rend plus lourdes.

Conclusions concernant les nombreuses observations que j'ai recueillies pour connaître l'action de l'eau miné rale de Vichy sur l'organisme, quand elle est administrée en bains seulement.

De toutes ces observations il résulte :

1° Que la circulation du sang n'est pas sensiblement modifiée par l'eau de Vichy sous forme de bains, à la température ordinaire, depuis une heure jusqu'à trois ou quatre heures de durée, et que si l'on remarque quelques changements, c'est plutôt dans le sens de la diminution que dans celui de l'augmentation des battements du pouls ;

2° Qu'il se produit ordinairement au bout du vingtième ou trentième bain un sentiment de lassitude générale qui indique qu'il est temps de suspendre ce mode de traitement ;

3° Que les bains provoquent, particulièrement chez les personnes nerveuses, une agitation qui trouble le sommeil et qui peut aller jusqu'à déterminer des contractions des fibres musculaires, s'ils sont préparés avec l'eau minérale pure et continués plusieurs jours de suite ;

4.° Qu'elle favorise la transpiration cutanée en excitant la peau. Cette excitation produit ordinairement chez les personnes qui ont la peau délicate de la démangeaison, d'autres fois, mais rarement, une éruption de petits boutons sous forme exanthémateuse, laquelle est de courte durée;

5° Il est constant que les plaies ou les parties enflammées de la peau s'exaspèrent vivement par leur immersion dans les eaux de Vichy;

6° Les urines acides deviennent alcalines après un quart d'heure ou une demi-heure de séjour dans un bain d'eau minérale pure, et la sécrétion urinaire en même temps est sensiblement augmentée;

7° Il est utile d'ajouter, comme observation générale s'adressant à tous les malades, que les influences dont nous venons de parler, apparentes avec des doses élevées, sont à peine sensibles lorsqu'on prend ces eaux à des doses modérées, ce qui, dans tous les cas, est préférable, car elles peuvent alors être administrées pendant un temps plus long, et, par conséquent, avec des avantages et des résultats beaucoup plus favorables;

8° Qu'il est convenable de faire cesser tout traitement après quarante jours rigoureusement employés, ou même avant, si l'état de lassitude ou d'hyposthénisation musculaire vient à se manifester plus tôt. Dans tous les cas, quelques jours de repos paraissent nécessaires aux malades après le vingtième jour du traitement;

9° Qu'il est impossible de faire usage avec succès, comme aussi sans danger, des eaux minérales de Vichy à haute dose, et d'introduire en même temps dans l'estomac une grande quantité d'aliments.

Expériences ayant pour but de constater l'action chimique des eaux sur divers tissus animaux.

Dans les expériences comparatives que j'ai faites avec l'eau minérale de la source des Célestins et l'eau ordinaire, sur divers tissus appartenant à un bœuf, chaque portion soumise à l'expérience pesait 200 grammes; l'immersion dans des vases contenant un litre d'eau a duré un mois et demi, et l'eau de chaque côté a été renouvelée trois fois dans cet espace de temps.

EAU MINÉRALE.	EAU ORDINAIRE.
TISSU GRAISSEUX.	TISSU GRAISSEUX.
N'a rien perdu de son poids; il est devenu presque friable, s'est saponifié et transformé pour ainsi dire en stéarine.	N'a rien perdu de son poids; il a conservé son aspect et pris une consistance spongieuse très-élastique.
MEMBRANES DE L'ESTOMAC.	MEMBRANES DE L'ESTOMAC.
La membrane muqueuse est comme de la bouillie. Sécheresse et friabilité pour ainsi dire des couches subjacentes.	Ramollissement léger de la membrane muqueuse; couches subjacentes spongieuses.

POUMONS.

Réduits en putrilage.

POUMONS.

Réduits en putrilage.

FOIE.

Il ne reste plus au fond du vase que quelques grammes d'une substance réduite en bouillie grise, très-molle.

FOIE.

Il a perdu 95 grammes de son poids, sa consistance et sa couleur n'ont éprouvé aucun changement sensible.

RATE.

Même résultat que pour le foie.

RATE.

Transformée en une substance très-molle, sans changement de forme.

TISSU MUSCULAIRE.

Il a perdu 109 grammes de son poids; sa couleur rouge a pâli et sa consistance est devenue très-molle. Les portions graisseuses qui s'y trouvaient mêlées se sont saponifiées.

TISSU MUSCULAIRE.

Il a perdu 45 grammes de son poids; sa consistance et sa couleur sont restées les mêmes, ainsi que les portions graisseuses qui s'y trouvaient mêlées.

CAILLOT DE SANG (100 grammes).

Dans cette expérience, l'eau alcaline a été renouvelée tous les jours pendant 15 jours.

Ce caillot a perdu 20 gramm. de son poids; il s'est ramolli après avoir pris une teinte brune foncée, presque noire, sans pellicule fibrineuse autour du caillot.

CAILLOT DE SANG (100 grammes).

Dans cette expérience, l'eau ordinaire a été renouvelée tous les jours pendant 15 jours.

Il a perdu 60 grammes de son poids; il s'est rapetissé; sa consistance est devenue plus ferme; il était entouré d'une pellicule blanchâtre fibrineuse assez épaisse.

Je dois ajouter que l'effet des eaux est, à circonstances égales, plus prononcé sur les parties mortes que sur les parties vivantes, à cause de la résistance vitale; en faisant remarquer qu'elles n'opèrent pas seulement comme le ferait un neutralisant chimique, mais bien comme un modificateur des tissus organiques.

Propriétés médicales des éléments des eaux de Vichy en particulier.

D'après l'analyse chimique que nous avons constatée, il nous sera facile de nous rendre compte des vertus médicinales que possèdent les sources en général, en passant en revue les propriétés chimiques, physiologiques et thérapeutiques des substances qui entrent, en particulier, dans leur composition.

Mais avant d'aller plus loin, il est indispensable de faire remarquer que lorsqu'un principe prédomine d'une manière frappante, comme cela a lieu pour le bicarbonate de soude dans les eaux de Vichy, ce principe doit imprimer non-seulement un caractère distinctif à cette source, mais encore donner à l'eau une action particulière et plus importante que les autres principes minéralisateurs qu'elle renferme. C'est pourquoi nous pouvons établir les règles suivantes :

1º Le bicarbonate de soude donne aux eaux de Vichy la propriété de modifier dans leur nature chimique les fluides du corps en les alcalisant, d'augmenter leurs sécrétions, de diminuer la plas-

ticité du sang et d'empêcher, d'après les expériences de M. Baron, la formation des pseudo-membra-
nes dans la diphthérite et l'angine couénneuse ; de
se combiner avec l'albumine, le mucus et la matière biliaire, de manière à les empêcher d'être
coagulés par les acides qui existent dans l'estomac
ou qui se produisent dans le sang ; de favoriser le
ramollissement et la transformation en fibrine de
l'élément albumineux de certains aliments, dans
l'acte de la digestion, et de rendre, par conséquent, cette fonction plus facile en excitant en
outre la membrane muqueuse et en augmentant
la sécrétion du suc gastrique.

2° Le bicarbonate de soude doit être considéré
comme possédant également des propriétés alté-
rantes des vices ou âcretés du sang, ainsi qu'une
action fondante à l'égard des engorgements ou
obstructions du foie, de la rate, des ganglions
mésentériques de la matrice et des reins.

3° Sous le rapport physiologique, on a reconnu, en outre, que la soude était indispensable
à notre existence et à notre santé, puisque les
aliments qui n'en renferment pas ne peuvent
servir à entretenir la vie, ce qui a été démontré
toutes les fois qu'on a voulu nourrir des animaux
avec des aliments qui étaient privés de ce sel ; et
ce qui vient à l'appui de ces expériences, c'est

que la soude, combinée avec divers acides, fait partie intégrante de tous nos organes et que, sans la présence de cette substance, il ne pourrait se former ni sang, ni fibrine musculaire, ni os, ni lait, etc. C'est pourquoi aussi les matières nutritives, pour constituer de bons aliments, doivent contenir des sels alcalins dans des proportions convenables pour satisfaire à la reproduction normale du sang, et cela est si vrai que les aliments végétaux, tels que les nayets, les pommes de terre et la plupart des substances alimentaires contiennent dans les mêmes proportions les mêmes éléments incombustibles que le sang des animaux.

Les alcalis, outre leur utilité comme agents de nutrition, sont également indispensables dans l'acte de la respiration ; car il est bien reconnu que l'alcalinité du sang est une des premières conditions de la combustion pulmonaire, et consécutivement aussi de la chaleur animale, de la transmutation et de la reconstruction de nos organes. C'est ainsi que beaucoup d'agents de respiration, tels que l'amidon, le sucre ou la gomme ne brûlent pas, dit M. Chevreul, s'ils ne se trouvent en contact d'un alcali libre ou d'un carbonate alcalin ; l'incombustion, dans ces cas, ajoute ce célèbre chimiste, tient au manque d'alcalinité, laquelle est l'intermédiaire indispensable de l'oxygène de l'air, dans la combustion pulmonaire.

Le bicarbonate de soude existe dans les sources de Vichy dans une proportion si considérable qu'il est impossible de ne pas lui attribuer la plus large part dans la vertu des eaux. Ce sont les seules qui, en Europe, en contiennent 5 grammes par litre; car celles d'Ems, qu'on met en parallèle en Allemagne avec celles de Vichy, n'en renferment pas la moitié.

L'acide carbonique, de son côté, agit dans l'état de liberté sur la peau, la membrane muqueuse gastro-intestinale ou vésicale, en déterminant une excitation vive, locale, analogue à celle que tous les acides, quand ils reviennent de l'estomac par éructation, produisent sur les poumons, sur les yeux ou sur le nez.

En ce qui concerne ses effets thérapeutiques, l'acide carbonique employé comme médicament possède des propriétés rafraîchissantes; on l'administre avec succès dans toutes les maladies inflammatoires, aiguës ou chroniques. Tout le monde connaît d'ailleurs l'effet favorable de ce gaz sur l'estomac, à la suite d'une alimentation trop copieuse. Il produit alors une excitation prompte mais passagère sur le système nerveux et sur les organes de sécrétion; il agit comme les spiritueux avec cette différence qu'il ne laisse point de traces d'irritation. Cet acide, dont les eaux de Vichy renferment une si grande proportion, prend une part notable dans le résultat de la cure.

La quantité d'hydrochlorate et de sulfate de soude qui se trouve dans ces eaux étant très-faible, leur action, par conséquent, doit être très-peu sensible.

Quant au brome et à l'iode, ces deux corps donnés à petite dose, ainsi qu'on les trouve précisément dans les sources de Vichy, exercent une action stimulante sur le système muqueux, et une action fondante sur le système ganglionnaire.

L'iode modifie aussi nos humeurs viciées. C'est précisément dans un état de combinaison alcaline, et telle qu'elle existe dans les eaux de Vichy, que, d'après les expériences de M. Dorvault, cette substance fluidifie l'albumine et la fibrine. C'est le sédatif des douleurs osseuses, et le fondant par excellence des engorgements glandulaires. M. Gendrin se loue beaucoup de l'emploi de l'iode dans le traitement de la goutte, soit aiguë, soit chronique ; ce célèbre médecin dit avoir vu les plus vives attaques disparaître en quelques jours et les nodosités diminuer.

L'arsenic, donné également à petites doses, a été préconisé par mon collègue Boudin comme

un excellent antipériodique dans les névralgies et
les fièvres d'accès, et par Fowler comme un moyen
puissant de guérison des maladies de la peau, du
rhumatisme, de la syphilis, des exanthèmes et
des affections cancéreuses.

Le fer qu'on remarque dans les eaux de Vichy
modifie la composition du sang dont il augmente
la matière colorante et la plasticité; il soutient
aussi les forces physiques dans les convalescences
des maladies avec débilité ou inertie des organes,
de même que dans l'anémie et la chlorose par
suite de pertes de sang trop abondantes.

Nous passerons sous silence les autres substances que renferment les eaux de Vichy, les
propriétés qu'elles possèdent nous étant peu connues. Peut-être les eaux doivent-elles à ces substances, ainsi qu'aux autres principes que la chimie n'a pu encore découvrir, une partie de leurs
propriétés médicales. Toutefois, disons en passant
que les médicaments associés par la nature, tels
qu'on les trouve dans les eaux minérales, voient
souvent leurs effets se décupler; c'est ainsi qu'il
faut de 30 à 40 grammes de sulfate de magnésie,
lorsqu'il est isolé, pour obtenir un effet purgatif,
tandis que 10 à 15 grammes de ce sel, contenu
naturellement dans l'eau de Pulna, suffisent pour
arriver à pareil résultat.

De l'influence des maladies chroniques sur la santé en général.

L'expérience des siècles ayant démontré combien il est difficile de guérir les maladies chroniques, il en était résulté qu'on les avait considérées comme incurables et qu'on négligeait de s'en occuper, ou bien, si des médicaments étaient administrés dans ces sortes d'affections, c'était dans l'espoir de rétablir les forces affaiblies, et, dans ces cas, on agissait la plupart du temps par des toniques plus ou moins incendiaires et presque toujours funestes. C'est alors que Bordeu conseilla avec juste raison l'emploi des eaux minérales chez tous ces malades qui se trouvaient pour ainsi dire abandonnés à une mort certaine. Cela est si vrai que nous ne voyons arriver dans les établissements thermaux que des personnes qui, en général, ont épuisé tous les moyens ordinaires de secours, et renoncé, pour ainsi dire, à tout espoir de guérison par les agents pharmaceutiques, préparés ou associés par la main des hommes.

Dans cet état de longues souffrances, la constitution des malades s'altère, les forces physiques s'affaiblissent, les fonctions digestives se déran-

gent et la nutrition est entravée ; il existe aussi
au milieu de cet anéantissement de la vie un état
de fièvre plus ou moins marqué, et les humeurs
ou sécrétions morbides tendent alors à acquérir
des propriétés acides, comme cela a lieu toutes
les fois qu'il y a fièvre ou irritation quelconque
dans une des parties de l'organisme. C'est ainsi,
par exemple, que les larmes naturellement alcalines deviennent acides à la suite d'une ophthal-
mie, et que le mucus nasal ou bronchique se
présente avec de semblables propriétés dans le
coryza et la bronchite inflammatoire. Sous ce
rapport, Prout assure également que la sueur
ainsi que les autres fluides sécrétés contiennent
de l'acide acétique dans toutes les maladies chroniques, quel que soit l'organe malade.

Il existe, en outre, dans les affections anciennes, un état asthénique général qui se caractérise par un ralentissement des actes organiques,
avec abaissement du nombre des globules rouges
du sang et augmentation de sa partie séreuse,
ainsi que des globules blancs. On observe également alors une viciation des humeurs qui a
pour effet de rendre leurs éléments moins liés,
et, par conséquent, d'entraver toutes les fonctions. Nous devons ajouter aussi que tous ces
phénomènes ne sont souvent causés que par

la souffrance d'un seul organe, qui s'irradie et réagit sur tous les autres par l'enchaînement naturel des fonctions organiques. C'est dans cet état fâcheux que se présentent le plus ordinairement les personnes qui viennent demander aux eaux une entière guérison, ou tout au moins quelque soulagement. Nous devons, en pareil cas, prévenir celles qui pourraient se décourager au milieu d'un traitement toujours long dans ses résultats, que ce n'est pas seulement pour un organe malade qu'on vient réclamer le bénéfice des eaux, mais aussi pour y rétablir une constitution plus ou moins détériorée. Disons également que, dans toutes ces affections, le rétablissement est d'autant plus important et plus difficile à obtenir, pour les personnes qui se rendent spécialement à Vichy, que ce sont presque toujours des organes essentiels à la vie tels, que l'estomac, le foie, les reins, la matrice ou la vessie qui souffrent. Tout cela doit faire comprendre suffisamment qu'il faudra apporter dans la cure, non plus une médication superficielle, mais bien imprimer à l'économie tout entière une modification profonde et soutenue, puisqu'il s'agit de détruire des accidents morbides qui s'opposent depuis long-temps déjà au rétablissement de la santé. Eh bien! parmi tous les moyens de nature à remé-

dier à un pareil état de souffrance, il n'en est
pas de plus favorables que le traitement par les
eaux de Vichy, puisqu'elles renferment dans leur
composition un ensemble de médicaments dont
les propriétés curatives et neutralisantes conviennent parfaitement, ainsi que nous venons de le
voir, à un pareil résultat.

Je dois, en outre, faire remarquer que toutes les
affections chroniques présentent un certain degré
d'acuité, indiquée par une surexcitation de l'appareil circulatoire, surexcitation qui se traduit par
un malaise, par une fièvre lente, laquelle développe une plus grande quantité d'acides dans nos
humeurs, ou, si l'on veut, rend moins alcalines
celles qui le sont naturellement : tel est le sang
qui, dans ces maladies, manque de la quantité
normale de soude; altération démontrée par les
recherches de MM. Becquerel et Cohen, qui prouvent que la soude diminue dans le sang chez tous
les sujets affectés de fièvre lente inflammatoire.
Voilà ce qui explique l'utilité des eaux alcalines
dans toutes les affections anciennes avec faiblesse
des forces vitales, parce que ces maladies dépendent, en dernière analyse, d'un épuisement par
défaut d'assimilation ou par une élaboration incomplète avec altération dans la nature chimique
des humeurs, provenant, en ce qui concerne en

particulier les malades qui se rendent à Vichy, ou
d'une lésion de l'une des grandes fonctions de
l'organisme, ou d'un engorgement quelconque
des solides, ou enfin d'une intoxication mias-
matique paludéenne ou autre, ayant déterminé
consécutivement ces états diathésiques constitutionnels.

Du mode d'action des eaux de Vichy et des considérations générales qui s'y rattachent.

Après avoir examiné, comme nous venons de le
faire, les questions physiques, physiologiques et
thérapeutiques des eaux alcalines, ainsi que la
nature des maladies qu'elles sont appelées à guérir, il est convenable, je pense, de rechercher par
quel mode d'action s'opèrent tous ces phénomènes, dont les résultats, en général, se traduisent par la guérison des maladies, c'est-à-dire
par le rétablissement du rhythme normal des fonctions organiques, en faisant remarquer que les affections qui se présentent à Vichy se caractérisent
le plus ordinairement par des lésions physiques
ou matérielles, et quelquefois seulement par des
perturbations dans les phénomènes vitaux.

Les eaux de Vichy, comme toutes les eaux mi-

nérales, étant un médicament complexe dans ses
éléments constitutifs, des explications sur leur
mode d'action seront toujours difficiles, attendu
qu'à côté des propriétés générales il y a une propriété spéciale, laquelle dépend de la nature des
éléments chimiques qu'elles renferment, ce qui
prouve d'abord qu'on ne peut les remplacer les
unes par les autres, ce qui démontre ensuite la
difficulté qu'il y a de fixer la part que chacun des
éléments de cette association peut prendre à l'effet
général. De même, il est aussi impossible d'admettre que le bicarbonate de soude soit l'agent
exclusif ou essentiel des eaux, qu'on ne peut
affirmer que la strontiane ou la lithine, dont
les vertus médicales sont à peu près ignorées,
ont un rôle absolument passif. Quoi qu'il en soit,
disons ici que les diverses propriétés des eaux ne
doivent pas être étudiées empiriquement, ni d'a-
près des théories transmises et acceptées d'âge en
âge, comme celles de l'*excitation,* de la *tonicité*
ou de la *révulsion;* car il est à remarquer que
les théories et les systèmes dénaturent souvent
les faits pour se les rendre plus favorables, et
peuvent, par conséquent, nous conduire aux plus
funestes conséquences. C'est donc dans le sens
des lois physiques et physiologiques que j'ai dû
diriger mes recherches depuis que je viens à Vichy;

j'en ai puisé les principaux résultats dans la clinique de l'hôpital dont le service m'est confié.
J'ai dû, ainsi qu'on l'a vu plus haut, examiner simultanément l'action des eaux sur diverses personnes bien portantes, afin de suivre avec plus de fruit les effets qu'elles produisent sur les malades. Les observations recueillies de cette manière sont et seront toujours éternellement vraies, attendu que la vertu d'un médicament ne peut être connue que par les résultats obtenus dans les divers actes physiologiques ou pathologiques

Le mode d'action thérapeutique des eaux minérales, disions-nous, est en général d'une explication difficile et obscure ; cependant nous croyons qu'il n'en est peut-être pas ainsi à l'égard des eaux minérales de Vichy, à cause de la facilité que donne la chimie de reconnaître par nos sens et en tous lieux la présence du principal agent qui les minéralise, et dont l'étude se prête parfaitement aux conditions d'une bonne expérimentation physiologique. On sait depuis longtemps que l'agent principal des eaux réside dans le bicarbonate de soude, dont les propriétés chimiques, lorsqu'elles prédominent, peuvent être signalées et suivies pas à pas, soit dans nos solides, soit dans nos humeurs.

Cette facilité que présente l'eau de Vichy per-

met au médecin de graduer à volonté la dose du
médicament, et de donner par là à la science médicale la précision des sciences exactes, moins la
connaissance des lois organiques et vitales, lois
toutes mystérieuses, et, par conséquent, cachées
à notre intelligence, mais que nous sommes obligés d'admettre , si nous voulons expliquer les
divers phénomènes qui président à notre conservation. Ces phénomènes, par cela seul qu'ils
se passent sous le voile du mystère, ne peuvent
nous servir ici; et cela est si vrai, que les
hommes qui se livrent à l'étude des lois vitales
sont forcés, pour s'entendre, d'admettre des mots
ou des idées de convention. Ce n'est donc pas
ainsi que nous devons procéder pour expliquer à
nos lecteurs les propriétés médicales des sources
alcalines. Ces explications seront mieux com-
prises, parce qu'elles auront l'avantage de satisfaire tout à la fois les sens et la raison, si nous
les cherchons dans les réactions que les sciences
physiques et physiologiques nous permettent d'apprécier en étudiant, par l'analyse des faits, les
modifications qu'éprouvent les sécrétions sous
l'influence des eaux employées, ainsi que le con-
seille d'ailleurs l'Académie de médecine : *comme
le seul moyen à l'aide duquel on puisse arriver à
des résultats réellement utiles à la pratique de la*

médecine. Cependant, comme quelques médecins ont prétendu que les eaux de Vichy n'agissaient principalement que par une propriété *excitante, tonique* et *révulsive,* je crois utile, dans l'intérêt de la vérité et des principes qui m'ont guidé jusqu'à présent dans l'étude de ces eaux, comme aussi pour éclairer l'opinion du lecteur sur toutes ces questions, de les examiner en peu de mots. Mais avant d'aller plus loin, disons ici combien il est curieux de voir, dans des questions aussi importantes que celle des vertus des eaux minérales, de voir, dis-je, les auteurs de toutes les époques se copier successivement depuis des siècles, sans rien vérifier par eux-mêmes, sans examiner si toutes ces théories n'étaient pas, au fond, de pures hypothèses.

Prenons d'abord le mot *révulsion.* Eh bien, la révulsion ne saurait être efficace qu'autant que toutes les maladies reconnaîtraient pour cause un principe mobile, capable d'être déplacé ou éliminé. Mais il est évident qu'elles ne dépendent pas d'un simple mouvement vital, et que vouloir les guérir de cette manière, c'est faire à plaisir de cette thérapeutique de révulsion un système de bascule, une sorte de locomotive invisible entraînant tout ce qu'on veut d'une région dans une autre ; comme si les maladies qui affectent les

organes intérieurs étaient des êtres isolés, susceptibles, par conséquent, d'être attirés au dehors,
déplacés ou rendus mobiles par l'influence de
tel ou tel agent de révulsion, ce qui n'est pas.

La *tonicité*. Ce mot exprime naturellement une
tension, une résistance dans la fibre animale,
dans les tissus organiques, ce qui, en bonne
logique, devrait s'opposer à la fonte des engorgements ou des obstructions ; et, cependant, nous
voyons tous les jours des maladies de ce genre
disparaître sous l'influence des eaux de Vichy. Ce
qui prouve évidemment que la tonicité est ici un
mot usé et sans valeur. Les résultats cliniques
sont là d'ailleurs pour démontrer la fausseté de
pareilles idées.

L'*excitation*. Quant à ce mode d'action, il exprime également le resserrement des pores, des
vaisseaux ou des glandes, dont l'effet doit naturellement arrêter toute sécrétion, et amener par conséquent la suppression ou tout au moins la diminution des urines, de la sueur et de la bile.
Or, si les partisans de l'excitation n'admettent
pas la diminution des urines ni la sécheresse
de la peau, ce qu'il est impossible d'admettre,
les eaux de Vichy ne sont donc ni *toniques* ni
excitantes, comme ces médecins le disent. Ou
bien, si l'action des eaux alcalines consiste dans

ces propriétés, il faut que ces médecins re-
noncent alors à ces expressions, et rejettent
toutes les lois thérapeutiques et physiologiques
les mieux établies de nos jours, pour ne faire que
de l'empirisme, c'est-à-dire une médecine qui
n'a ni méthode ni théorie. Cela prouve que ceux
qui ont adopté de pareilles idées sur l'action
principale des eaux minérales de Vichy sont dans
une erreur fondamentale. Et cette erreur, remar-
quez-le bien, n'est pas une chose indifférente,
une affaire de pure théorie, car elle peut conduire
à des applications fâcheuses, par cela même que les
indications qu'elle renferme ne sont pas exactes ;
c'est à quoi n'ont pas réfléchi les médecins qui
propagent de semblables chimères, sans s'occuper
de mettre à profit les moyens d'investigation que
nous offrent les sciences physiques et physiologiques, les seules qui puissent nous conduire à
de bons résultats en fait de traitement.

Il est donc démontré que ce n'est point sur l'excitation qu'il faut compter pour la guérison des
maladies organiques, mais bien sur les éléments
matériels des eaux. Ceux qui souffrent trouveront
des excitants nerveux partout ; quant aux modificateurs du sang, des nerfs et des organes indispensables pour produire une guérison réelle et
durable, pour les trouver, il faudra se rendre aux

sources qui renferment les éléments chimiques
spéciaux; car, n'avoir pour action curative, comme
on le proclame dans presque tous les écrits théo-
riques sur les eaux minérales, qu'une réaction
organique nerveuse, c'est se faire une très-fausse
idée de la maladie et du remède, c'est n'envisager
la question que sous un seul de ses côtés, et ne satisfaire qu'à la moins importante et à la plus facile
des indications thérapeutiques, Aussi, que de
cruelles déceptions n'éprouverait-on pas, si, dans
les maladies chroniques, on s'imaginait qu'il ne
faut qu'exciter une fièvre, plus ou moins légère
pour faire disparaître la maladie! Si, à côté de
l'excitation, on n'avait pas un modificateur spécial
ou spécifique, on nuirait beaucoup plus alors qu'on
ne serait utile ; car, pour guérir une maladie, il
faut d'abord détruire la cause qui rend l'organe
malade, ou bien le principe qui vicie la constitution ; or, personne ne croira que les *excitants* et
les *révulsifs*, ce qui revient au même, puissent
amener un pareil résultat. Il est également
absurde de soutenir que la poussée, par l'irritation qu'elle détermine à la peau, épiphénomène
accidentel et momentané, puisse révulser des
phlegmasies ou des engorgements intérieurs. Sous
ce rapport, cette action thérapeutique est évidemment nulle, attendu que l'excitation, ainsi que je

le disais tout à l'heure, n'est, par rapport aux
eaux alcalines, qu'une très-faible partie de leur
puissance médicale. Elle peut suffire cependant
quand derrière la maladie il n'y a pas autre chose
qu'un état nerveux, tel que langueur, trouble
ou perturbation dans une fonction, ainsi qu'on le
voit dans la dyspepsie et la gastralgie, par rapport à la digestion : dans toutes ces circonstances,
la médication excitante peut suffire. Mais vouloir
s'appuyer sur une pareille puissance curative,
cela ne peut convenir, en conscience, aux trois
quarts des malades qui se rendent à Vichy, parce
qu'ils ont des affections organiques qu'il faut,
avant tout, détruire matériellement, ou bien des
diathèses ou des constitutions de mauvaise nature
qu'il faut modifier, ce qu'on ne pourra jamais
obtenir avec l'excitation, médication basée sur
un effet purement mécanique, et, par conséquent,
d'une valeur médicale très-mince. Laissons donc de
côté ces théories de l'*excitation* ou de la *révulsion*,
empruntées à une vieille routine; mots sur lesquels s'appuient quelques médecins de Vichy
pour expliquer la principale propriété curative
des eaux, propriété que les sources minérales de
tous les pays pourraient revendiquer au même
titre, en procurant aux malades les mêmes avantages. Heureusement, comme je l'ai démontré

plus haut, il ne faut pas beaucoup de science pour comprendre que c'est là une erreur fondamentale; car il est incontestable qu'une différence aussi marquée dans la nature et les proportions des principes constituants des eaux minérales doit faire varier considérablement aussi les effets et les résultats dans le traitement des maladies.

Mais ce qui prouve physiquement que l'action des eaux de Vichy ne peut être basée, comme on le dit, sur l'excitation, c'est que les alcalis donnent au sang une couleur plus foncée, qu'ils l'empêchent de se coaguler, qu'ils redissolvent même les précipités produits dans le sang par les acides, et rendent plus liquides les éléments qui le constituent.

Ajoutons également que les eaux minérales en général, et celles de Vichy en particulier, agissent très-peu par propagation dynamique ou par excitation, mais bien par transition matérielle dans le système vasculaire sanguin. La première de ces actions est purement locale, elle ne laisse rien qu'un coup de fouet ou une friction sèche sur la partie touchée; on ne peut raisonnablement lui demander autre chose; tandis que la transmission moléculaire opère par un effet général, que nul médicament ne peut produire s'il ne passe dans le sang par absorption. C'est ainsi que l'eau

de Vichy agit matériellement par sa nature chimique spéciale. C'est aussi dans les réactions par
contact direct que s'opère véritablement l'effet
tonique et fortifiant des eaux sur les organes, et
non par l'excitation nerveuse, révulsive ou déri-
vative, laquelle ne sert tout au plus qu'à mettre
le système nerveux en rapport avec la fonction,
tandis que les matériaux absorbés forment dans
l'organe et la fonction l'objet spécial de la guérison.

Nous devons poser en principe que les eaux de
Vichy agissent de deux manières, chez tous les
malades : d'abord sur le sang, qui, soit dit en
passant, est par sa nature le tonique et le meilleur de tous les excitants connus; ensuite sur le
système nerveux, sur lequel elles n'opèrent qu'in-
directement et selon les constitutions individuelles. C'est-à-dire qu'elles vont au but avant
de modifier les moyens. Les sels des eaux sont
éliminés, sans doute, par les sécrétions, mais ce
n'est qu'après avoir agi moléculairement par leur
présence sur l'ensemble de l'organisme.

Voici, dans tous les cas, comment on doit in-
terpréter l'action thérapeutique ou médicale des
eaux alcalines de Vichy.

Ces eaux, en pénétrant dans le corps par les
voies digestives, sont absorbées par les veines, les

vaisseaux chilifères et la surface intestinale ; elles partent de là pour reconstituer, en vertu des principes qu'elles contiennent en dissolution, les organes et les humeurs viciées, ce qui veut dire qu'elles procèdent par une action de présence, action qui est tout à la fois chimique et vitale : chimique, en allant toucher, provoquer ou modifier les divers éléments organiques, phénomènes démontrés par le changement immédiat qui se produit dans la nature chimique de nos humeurs et par la réaction consécutive qui se manifeste sur nos diverses fonctions, telles que les sécrétions, la régénération, l'hématose et la nutrition, dont les résultats définitifs se traduisent par les actions fondantes et reconstituantes organo-plastiques que nous voyons peu à peu s'opérer chez les malades qui ont fait usage des eaux pendant un certain temps; et ce qui prouve, en outre, qu'elles s'adressent en même temps au principe vital, c'est l'impressionnabilité qu'elles exercent sur l'organisme, en réveillant l'atonie des organes et l'inertie des fonctions.

Dans les maladies chroniques, dit M. Patissier, « les eaux minérales agissent surtout en impri-« mant aux organes un état aigu qui les réveille « de leur engourdissement. »

Il est rationnel d'admettre également qu'en

pénétrant dans les parties les plus profondes de nos tissus, ces eaux les nettoient, pour ainsi dire, et entraînent les matières hétérogènes morbides qui s'y trouvent ; qu'elles sont reprises ensuite par les organes excréteurs, et rejetées hors de l'économie où par les voies d'excrétion, les urines, la sueur ou par les intestins, entraînant, après avoir modifié la partie avec laquelle elles ont été en contact, les produits altérés ou viciés de l'économie.

En résumé, la seule théorie admissible aujourd'hui, concernant le mode d'action des eaux de Vichy, est celle qui nous la fait envisager comme une médication altérante ou dépurative, par laquelle nous sollicitons des éliminations, des résolutions et des régénérations à l'égard des maladies chroniques, ainsi que le fait d'ailleurs l'organisme pour les maladies aigües, en faisant remarquer que les altérants, en modifiant par une action moléculaire les divers états morbides, changent consécutivement aussi la vitalité dans le reste de l'économie, ce qui n'a pas lieu avec les excitants qui ne peuvent s'adresser uniquement qu'aux maladies nerveuses, ou réveiller d'anciennes inflammations.

Quant à ce qui concerne la quantité d'eau nécessaire à chaque malade pour satisfaire convenablement aux exigences de la cure, cette appré-

ciation est tout à fait du ressort du médecin qui
dirige le traitement ; elle doit être établie d'une
manière non pas invariable, mais assez générale
cependant pour constituer une méthode de traitement, comme il en existe d'ailleurs pour toutes les
grandes médications, afin d'arriver aussi promptement que possible et sans accident au rétablissement du malade. Ces principes, qui n'existaient
pas à Vichy, j'ai dû les établir en prenant pour
point de départ et pour base l'effet physiologique
des eaux sur nos humeurs, et en adoptant la
marche la plus rationnelle et la plus sûre pour arriver au résultat désiré. J'engage donc une partie
des malades, ceux qui sont atteints, par exemple,
d'engorgement des viscères abdominaux, de goutte,
de gravelle, de diabète, de cachexie paludéenne, ou
de toute autre maladie constitutionnelle, à porter
jusqu'à l'alcalinité les humeurs acides du corps,
et l'urine en particulier, comme pouvant servir
à mesurer l'état humoral morbide de l'économie,
lequel, se trouvant changé dans des proportions
convenables, pendant une période déterminée,
doit constituer la cure. On aura ainsi tout motif
d'espérer que cette modification momentanée,
mais certaine des humeurs, amènera nécessairement par la suite un changement favorable et
soutenu dans la situation anormale et vicieuse

8

dans laquelle le malade se trouvait avant de venir à Vichy, situation qui compromettait sa vie, minée sourdement, et de toutes parts.

Si cette manière d'agir n'est pas rationnelle aux yeux de quelques personnes intéressées sans doute à faire croire le contraire, je dois dire du moins que mes expériences sur des individus bien portants prouvent qu'elle n'a jamais fait du mal, et que mes observations sur les malades démontrent, au contraire, qu'elle leur fait le plus grand bien.

D'après cette méthode d'appréciation, il est évident que le médecin et le malade auront du moins la conviction que le remède aura pénétré jusqu'à l'organe affecté, surtout quand cet organe ne peut être mis en rapport direct avec l'eau, comme cela a lieu pour l'estomac ou la peau. Dans ces derniers cas, on conçoit qu'il est moins important d'arriver jusqu'à l'alcalinité des humeurs, on peut même s'en dispenser complétement, sans nuire pour cela au résultat favorable de la cure.

Cette prédominance alcaline dans nos humeurs me paraît indispensable à la réalisation d'un traitement efficace et sérieux, toutes les fois, du moins, que la tolérance le permet : agir autrement, c'est, selon moi, agir en aveugle, naviguer sans boussole, je dirai plus, c'est se rendre coupable. Le moyen d'ailleurs de s'assurer de la quantité d'eau convenable à chaque malade est des plus faciles ; on le trouvera indiqué au chapitre qui traite de l'eau prise en boisson.

Examinons maintenant l'effet salutaire qu'on obtient de ces eaux, lorsqu'on les prend intérieurement, à doses modérées, et que leur emploi est bien indiqué : l'estomac est légèrement excité, et au bout de peu de jours l'appétit se réveille ; la digestion est plus facile, plus régulière, plus prompte ; toutes les fonctions s'exécutent avec plus de facilité, et le malade éprouve un sentiment de bien-être et d'agilité qu'il ne ressentait pas auparavant : les aigreurs d'estomac disparaisssent, la bile devient plus fluide, son écoulement plus facile ; l'assimilation des substances réparatrices ou alimentaires est plus complète ; les selles, par conséquent, sont plus rares et plus consistantes ; la nutrition se fait mieux ; les chairs prennent plus d'embonpoint et de fermeté ; le teint devient plus frais, plus coloré ; le malade est plus dispos ; tout annonce enfin que l'organisme a reçu un grand soulagement, et que les eaux ont rendu aux organes la force fonctionnelle ou reconstitutive dont ils étaient privés, et calmé leur état de souffrance par un effet sédatif général.

A l'extérieur, les eaux alcalines de Vichy pro-

duisent sur la peau une excitation parfois suivie
de rougeur. Cet effet n'a lieu ordinairement que
lorsqu'on prend plusieurs bains de suite avec l'eau
minérale pure. Les rougeurs sont suivies de vives démangeaisons et de picotements ; le sommeil
est agité, souvent avec un peu de fièvre. Il est
prudent, dans ce cas, de suspendre les bains, ou
mieux d'y ajouter un tiers ou moitié d'eau douce
en commençant. Toutes les constitutions n'éprouvent pas les mêmes symptômes ; il est même des
personnes qui peuvent prendre un grand nombre,
de bains d'eau pure sans en être incommodées.
Toutefois l'effet le plus remarquable des eaux, sous
cette forme, indépendamment de son absorption,
c'est de favoriser considérablement la perspiration
cutanée, de donner à cet organe de la douceur
et de l'onctuosité, en dissolvant la matière écailleuse épidermique qui le recouvre.

Par leur absorption sous les deux formes précédentes, soit en bains, soit en boisson, elles déterminent au bout de quelques minutes, d'autres fois au bout de quelques heures, l'alcalinité
des urines, lesquelles deviennent en même temps
plus abondantes, claires, limpides, et le dépôt sé-
dimenteux rouge qu'on voyait sur les parois du
vase cesse en même temps de se produire.

La sueur devient alcaline, elle augmente ainsi

que la salive ; la circulation, la respiration, sont plus libres ; les plaies, les dartres vives s'irritent, s'enflamment à leur contact, et les douleurs que les malades en éprouvent les obligent souvent à suspendre l'usage des eaux.

L'action chimique de l'eau est plus sensible, du moins en apparence, sur nos humeurs que sur nos solides ; mais puisque les sécrétions sont modifiées, il faut bien admettre aussi que les organes sécréteurs ou autres le sont également.

Les traces de la soude, chez les individus qui ont été alcalisés pendant plusieurs jours de suite, ont une durée variable après la cessation de tout traitement. C'est ainsi que nous avons vu des malades conserver des urines alcalines pendant huit ou dix jours, alors même qu'ils n'avaient pris, pour arriver à l'alcalinité que de très-faibles doses d'eau, deux verres, par exemple, en vingt-quatre heures. Pour maintenir l'état alcalin des urines d'une manière durable avec une quantité d'eau moyenne, il est essentiel que les malades s'abstiennent de vin, d'acides, et qu'ils observent un régime convenable.

Un fait assez remarquable et digne d'attention, c'est que les urines, alcalines avant les repas, cessent de l'être chez la plupart des malades dès que la digestion commence, à moins qu'elle ne soit très-

légère et très-facile, pour ne reprendre leur alcalinité qu'après que cette fonction est terminée. Cet
état dure quelquefois de cinq à six heures, suivant
que la digestion est plus ou moins longue à se faire
chez la personne. Ce fait physiologique pourrait
servir également à constater la durée du travail
digestif chez les différents individus. Ce changement assez curieux ne peut s'expliquer qu'en
admettant que l'alcalinité du sang, fournie par les
eaux de Vichy, se trouve détruite pendant l'acte
de la digestion, durant lequel toutes les matières
introduites dans l'estomac passent à l'état acide,
ainsi que le prouvent d'ailleurs les belles expériences de Montègre. Le suc gastrique, disent également MM. Tiedman et Gmelin, est peu acide et
en petite quantité avant la digestion ; mais il augmente, sous ce double rapport, après l'ingestion
des substances alimentaires ; or, dès que cette
fonction est terminée, le sang ne recevant plus
les principes acides qui détruisaient son alcalinité
artificielle, les produits sécrétés reprennent alors
leurs propriétés alcalines, momentanément sus-
pendues. Le mouvement fébrile que détermine
la digestion n'est pas étranger non plus à ce changement passager de l'alcalinité des fluides.

Les forces musculaires se trouvent bien plus
affaiblies par suite de l'usage des bains alcalins,

contre l'opinion de Petit, que par les bains d'eau douce. Des exemples nombreux sont venus con-firmer mon opinion à cet égard, car j'ai vu les mêmes faiblesses se produire chez des malades qui, n'avaient fait usage des eaux qu'en boisson et en douches. Cet effet est dû, sans aucun doute, à l'action hyposthénisante des eaux. Ceci, dans tous les cas, n'a rien qui puisse nous surprendre, puisque leur propriété dominante est de ramollir la fibrine et l'albumine qui constituent la trame de nos organes, et de rendre par conséquent les tissus plus mous et plus perméables.

Sous l'influence des eaux de Vichy, le système nerveux est vivement excité ; chez quelques ma-lades, la tête devient lourde et pesante, avec propension au sommeil ; d'autres fois, c'est une espèce d'ivresse que les malades éprouvent ; les femmes surtout sont plus influencées sous ce rapport que les hommes. Quelques-unes compa-rent cette excitation à l'effet que produit le vin de Champagne sur le cerveau, ce qui doit être at-tribué à la présence de l'acide carbonique, très-abondant dans les eaux de Vichy, prises à la source.

L'appareil génital est modifié chez les femmes par l'exhalation plus considérable et plus précoce de la menstruation ; les eaux calment les douleurs

qui la précèdent ou l'accompagnent. C'est probablement aussi à l'excitation exercée tant sur les
organes génito-urinaires que sur les nerfs de ces
parties, qu'est due l'opinion généralement répan-
due et très-souvent motivée, qu'elles favorisent la
conception.

Elles passent pour être peu favorables ou contraires aux affections pulmonaires. Je dois dire à
cet égard que, parmi les nombreux malades que
j'ai observés, je n'en ai vu qu'un seul atteint de
bronchite chronique, qui ait ressenti une augmentation dans les symptômes de la maladie; les
autres n'en ont éprouvé aucun résultat fâcheux.

Prises en petite quantité, ces eaux paraissent
favoriser l'artérialisation du sang, et augmenter
par là la vitalité générale et la décarbonisation du
sang veineux. En général, c'est par petites doses, longtemps administrées, sans excitation générale sensible, qu'il faudra agir si l'on veut
remédier complétement à l'altération d'un organe
malade ou détruire un principe morbide inhé-
rent à la constitution.

Lorsqu'on les prend à haute dose, d'une manière persistante, elles paraissent liquéfier le
principe fibrineux sanguin des engorgements
morbides, et empêcher dans l'angine couenneuse
et le croup la formation des fausses membranes.

C'est ainsi qu'elles agissent sur les divers tissus, qu'ils soient membraneux, comme l'estomac
ou la vessie, ou de la nature des glandes, comme
le foie et la rate, que la maladie soit inflammatoire, ou produite par une congestion sanguine prolongée. Dans toutes ces circonstances,
les eaux opèrent en diminuant la phlogose ou
congestion sanguine, action analogue à celle des
antiphlogistiques ou contre-stimulants. Comme
elles relâchent et calment par leur effet sédatif
les vaisseaux et les tissus des organes, en faisant
cesser l'irritation morbide, le sang et ses produits reprennent leur cours physiologique et chimique, et les engorgements ou épaississements
qui avaient résisté jusque-là à tous les traitements ordinaires disparaissent ; c'est ainsi qu'a-
git enfin cette aisance donnée à la circulation du
sang par les eaux de Vichy, aisance reconnue et
admise par tous les médecins, sans que jusqu'à
présent on se soit rendu compte de la valeur précise de ses résultats. Les eaux de Vichy, en un
mot, ont la propriété de faire cesser les souffrances
des organes malades, de ramener les fonctions
qui en dépendent à leur état normal, ce qui démontre leur action tonique et fortifiante.

Mais outre cette action organique et vitale,
qui modifie la constitution et met le malade en

voie de guérison, il en existe une autre qu'on
peut appeler dissolvante, qui s'exerce sur les
tissus engorgés, sur la matière plastique, sur
l'albumine et la fibrine, dont l'excès constitue
la maladie. Voici, d'après l'étude des faits, l'explication la plus rationnelle qu'il soit possible
d'admettre sur cette propriété des eaux alcalines.
Prenant pour point de comparaison un des organes malades pour lesquels on vient le plus ordinairement à Vichy, le foie, par exemple, ou la
rate engorgés, qui, soit dit en passant, reçoivent
particulièrement une très-grande quantité de
sang, nous dirons que le sang, une fois alcalisé,
mis en contact avec nos tissus, agit de deux
manières : 1° par sa fluidité plus considérable,
qui s'oppose d'abord à l'accroissement de l'engorgement ; 2° par sa nature chimique, en
agissant par son alcali, comme agent de dissolution et de destruction, sur la fibrine et l'albumine de l'engorgement lesquelles embarrassent
les intervalles des mailles du tissu organique.
Cette matière épaisse délayée est ensuite éliminée
par les urines, les sueurs ou les autres émonctoires
naturels.

Cette propriété des alcalis de dissoudre les dépôts fibrineux n'a pas été seulement remarquée
de nos jours ; car Tardy, dans sa *Dissertation sur*

les eaux de Vichy, en 1755, dit « que le méde-
« cin de Mony, après avoir lavé exactement la
« couenne d'un sang pleurétique, la fit macérer
« dans un verre d'eau de la Grande-Grille, et que
« du soir au lende main elle fut totalement dis-
« soute, et qu'il n'en restait aucun vestige. »

M. le docteur Baron vient de publier des observations fort intéressantes sur le traitement de la
diphthérite par l'eau de Vichy et le bicarbonate
de soude ; elles viennent confirmer l'opinion de
Tardy, et démontrent leur action curative et pré-
servative contre la formation des dépôts pseudo-
membraneux dans l'angine couenneuse et le croup,
en agissant sur le sang par un effet antiplastique
et antiphlogistique.

D'après ces faits, comme aussi d'après mes
propres expériences, dont j'ai parlé plus haut,
il n'est plus permis de douter aujourd'hui de la
propriété dissolvante des eaux alcalines de Vichy.
Et cette opinion est d'autant plus fondée qu'elle
s'accorde parfaitement d'ailleurs avec la théorie,
généralement admise, des engorgements, composés d'albumine et de fibrine coagulées, ainsi
que le prouvent les expériences microscopiques
rapportées par un grand nombre de savants,
tels que Thomson, Hastings, Wilson, Kattenbrun-
ner, etc. Ces auteurs, pour expliquer l'engor-

gement et l'épaississement de nos organes à la suite des maladies, disent que le sang, par suite d'une cause irritante ou inflammatoire quelconque, afflue avec abondance dans les points irrités ; que, dans cette circonstance, la transformation du sang artériel en sang veineux ne se fait plus aussi complétement ; que les globules de sang se trouvent, par conséquent, serrés les uns contre les autres ; qu'ils se collent et forment par leur réunion de petits caillots, dont une partie seulement passe dans les capillaires veineux. Si cet état fluxionnaire continue, il arrive un moment, disent ces auteurs, où la circulation s'arrête ; les veines alors se dilatent, en laissant perspirer et déposer dans les parties environnantes intrafibrillaires des tissus une matière coagulable, albumineuse et fibrineuse, qui s'épaissit, après s'être extravasée par inflammation ou par hémorrhagie, et donne lieu aux divers engorgements que nous constatons chez les malades.

A l'appui de cette opinion, je dois ajouter ici celle de Burdach, qui dit que la source de tous les changements considérables dans les proportions des matériaux constituant les tissus organiques déjà existants est l'inflammation, laquelle change le caractère des sécrétions, et donne naissance à la dégénérescence des liquides et des solides. .

« Dans l'inflammation, dit cet auteur, le sang
« afflue en plus grande abondance vers l'organe
« enflammé; il y adhère; il y perd en partie la
« forme discrète de ses globules ; le tissu en-
« flammé est pénétré d'un liquide plastique épan-
« ché, qui ne tarde pas à prendre une consistance
« gélatineuse ; il l'est aussi, en partie, du sang
« extravasé, ou au moins de la portion colorée du
« sang ; les vaisseaux capillaires, lorsqu'on les
« examine, paraissent distendus par du sang et
« entourés d'un liquide extravasé qui y adhère;
« on ne peut point les injecter après la mort, de
« même qu'il est impossible d'introduire de l'air
« dans les cellules du tissu ni d'en faire sortir le
« caillot par des lavages répétés. Du reste, une
« inflammation complétement développée n'est
« pas toujours nécessaire pour imprimer une di-
« rection à la formation de ces produits matériels;
« il suffit souvent d'une simple tendance à l'état
« phlegmasique. »

Ce qu'il y a de certain, c'est que dans l'état
inflammatoire chronique, ou bien dans les simples congestions sanguines prolongées, comme
cela a lieu le plus ordinairement dans les organes de la femme, le foie et la rate, dans les
fièvres intermittentes rebelles, les membranes
s'épaississent, et les organes parenchymateux

acquièrent plus de volume; les vaisseaux y sont
dilatés et gorgés de sang, de telle sorte que la
circulation dans ces tissus ainsi condensés et
endurcis est ralentie et souvent nulle; et la sécrétion finit par s'éteindre; de même que, dans
un état inflammatoire aigu, la fièvre supprime
la sueur par l'accroissement de tension qui a lieu,
et la transpiration ne reparaît qu'après un certain relâchement de la peau.

Or, il est bien évident qu'en augmentant les
sécrétions, les eaux dégagent et rétablissent la
liberté dans les organes sécrétoires.

D'après ce qui précède, nous pouvons donc admettre que les eaux alcalines de Vichy doivent
agir également, d'une manière moins active, il est
vrai, à cause de la résistance vitale, sur les parties saines de notre organisme, puisque dans
presque tous nos tissus nous trouvons de l'albumine et de la fibrine. Cette manière de voir nous
donne en même temps l'explication de la
diminution remarquable des forces physiques
qu'éprouvent les malades qui ont fait un long
ou abusif usage des eaux, particulièrement en
bains.

Quant aux organes qui pèchent par faiblesse,
qui manquent d'action ou de force nerveuse, faiblesse dépendant de l'organe lui-même, et non

d'une maladie de là moelle où du cerveau, que les organes ainsi affectés soient placés à l'intérieur du corps, comme l'estomac ou la vessie, dans les articulations, ou dans le tissu musculaire des membres, l'expérience constate que les eaux de Vichy exercent à l'égard de ces affections les résultats les plus favorables, par une action physico-chimique, produite en partie par la température des eaux et l'acide carbonique qu'elles renferment.

Les eaux de Vichy, d'après nos observations, jouent dans les maladies diathésiques ou cachectiques un double rôle, celui de neutraliser la cause morbide, goutte, gravelle ou cachexie, et, en second lieu, de rétablir les fonctions lésées par ces mêmes causes morbides; c'est là l'action substitutive ou altérante à laquelle vient s'unir l'action physiologique ou vitale.

L'heureuse influence que les malades atteints de fièvres lentes irrégulières, avec cachexie paludéenne, obtiennent des eaux de Vichy avait été signalée déjà par Baglivi, qui rapporte que rien n'est plus utile que les substances lixivielles, alcalines, dans les fièvres intermittentes anciennes.

Je dois ajouter ici que tout le secret de la réussite des eaux de Vichy réside dans la juste pro-

portion des doses à administrer, eu égard à l'intensité de la maladie, à son ancienneté, à sa nature et à la tolérance du malade ; car la vertu du
médicament n'est au fond qu'un phénomène se-
condaire, dépendant d'une seule et même propriété, selon la dose et les conditions organiques.
C'est ainsi, par exemple, que l'émétique, dont
tout le monde connaît les effets, produit, à très-
faible dose, des évacuations, et à une dose plus
élevée, des sueurs qui réduisent le malade à un
état de faiblesse extrême avec prostration des
forces ou hyposthénie générale. Il en est de
même de tous les médicament actifs, dont l'effet
varie suivant les proportions.

Guyton de Morveau a dit avec raison : « Moins
« d'un millième d'une substance ajoutée ou sous-
« traite dans une composition y produit des chan-
« gements de propriété notables. »

C'est, en un mot, par des phénomène analogues, mais qu'on n'a pas étudiés jusqu'à présent,
que les eaux de Vichy exercent leurs bonnes ou
mauvaises influences ; aussi j'engage les malades à ne jamais dépasser la limite de la tolérance ou la capacité organique. Ajoutons aussi
que, pour faciliter l'action thérapeutique d'un
médicament, il faut que la personne se trouve
dans des conditions particulières d'état maladif.

Ces conditions, rigoureusement indispensables pour toutes les affections, doivent être particulièrement observées lorsqu'on se propose de faire usage des eaux de Vichy, si l'on veut éviter les effets nuisibles qu'on observe parfois, et qu'on attribue le plus ordinairement à l'acuité des eaux, quand, pour être dans le vrai, il ne faudrait en accuser que l'inopportunité de la situation du malade, quelquefois son intempérance, et souvent aussi une trop grande quantité d'eau minérale prise dans un trop court espace de temps. C'est ainsi, je dois le dire, qu'à de bonnes choses on fait souvent une mauvaise réputation.

Ce qu'il y a de remarquable, même dans les insuccès de guérison chez les malades qui viennent à Vichy, c'est qu'en général ils éprouvent une influence favorable sur l'ensemble de la santé ; en sorte que si les forces vitales de la personne ne sont pas trop affaiblies, l'impulsion vers le rétablissement harmonique des fonctions étant donné, la santé peut s'améliorer, ou du moins se soutenir, et permettre d'attendre le secours d'autres moyens plus salutaires.

Nous devons dire aux malades, pour rectifier leurs idées ou détruire leurs préjugés, que l'affaiblissement qui accompagne les maladies en général ne tient pas toujours à la faiblesse du corps, mais

bien à la souffrance des organes malades ; et cela
est si vrai, que dans les maladies, excepté celles
où il y a délire, on n'est faible que parce qu'on
souffre ; faites cesser la souffrance, un mal de tête,
par exemple, une douleur dans le genou ou dans
le pied qui vous empêche de vous tenir debout, et
à l'instant vous recouvrez vos forces : ce qui veut
dire, en un mot, que les forces générales ne reviennent que lorsqu'on a guéri l'organe ou la
partie souffrante ; les partisans de la doctrine
excitante et révulsive, au contraire, veulent que
l'organe malade ne se guérisse qu'après que les
eaux ont déjà rétabli les forces vitales, ce qui
n'est pas logique ; car tout le monde sait que
pour faire cesser l'effet, il faut, avant tout, supprimer la cause.

En résumé, l'action remontante des eaux minérales a rendu et rend tous les ans d'innombrables
services aux malades, qu'ils y viennent, soit pour
une seule affection, soit pour le rétablissement
d'une santé totalement épuisée, attendu que dans
toutes les maladies il y a solidarité d'action, et
qu'en guérissant une affection qui n'est que locale,
on modifie à l'instant même l'ensemble de l'organisme, de même que dans l'état normal, chaque fonction s'enchaîne à toutes les autres ; ainsi
sans sécrétion, point de digestion ; sans exhalation,

point d'absorption; sans digestion, point de nutrition. Notons également qu'il n'existe pas de maladie sans un trouble quelconque dans cette dernière fonction.

Règle générale : comme les maladies qui intéressent la santé tout entière ont besoin de suivre un long traitement, il sera utile, dans ce cas, que les malades reviennent plusieurs années de suite, afin de débarrasser complétement l'organisme de toutes ses dispositions maladives.

Quelques médecins pensent qu'il s'opère des crises chez les divers malades qui viennent à Vichy, c'est-à-dire que la cause morbide est déplacée et entraînée par un mouvement d'excitation causé par les eaux. J'avoue n'avoir jamais vu ce phénomène d'une manière positive. Dans tous les cas, s'il a lieu, il doit s'opérer bien lentement, car j'ai observé bien des malades qui souffraient beaucoup en arrivant, et qui se rétablissaient en éprouvant simplement une diminution lente et progressive dans les principaux symptômes de leur maladie ; ce qui prouverait, dans tous les cas, qu'un déplacement par des crises ou par des réactions vitales n'est pas indispensable à la guérison.

En ce qui concerne le tempérament lymphatique, l'opinion générale des médecins est que les alcalis ne sont pas applicables aux affections qui

lui appartiennent, ce qui est très-vrai en principe. Il est donc utile de préciser les cas dans
lesquels cette médication pourra être employée,
sans aggraver la situation fâcheuse du malade.
Or, il est évident que si les affections pour lesquelles les malades viennent réclamer l'usage des
eaux alcalines dépendent directement de la nature lymphatique ou vicieuse du sujet, comme
tumeurs blanches, engorgement des glandes
cervicales, etc., ces eaux, dans ce cas, ne pourront évidemment leur être favorables. Mais si
ces affections sont la conséquence d'un tempérament lymphatique acquis, ou sous l'influence
du genre de vie, des habitudes, du climat, de
la profession, ou par suite de maladies chroniques, avec débilité consécutive dans l'organisme, de fièvres intermittentes rebelles, de cachexie paludéenne, d'engorgement du foie, de la
rate ou des ganglions mésentériques, avec épanchement de sérosité et même avec des signes
d'hémorrhagies passives, les eaux alcalines de Vichy, ainsi qu'un grand nombre d'exemples nous
permettent de l'affirmer, et comme on le verra
plus loin aux maladies de la rate, seront alors
employées avec le plus grand avantage pour la
guérison de la maladie et le rétablissement de
la constitution du malade.

Le traitement par les eaux de Vichy, bien loin, dans cette circonstance, d'augmenter la faiblesse des malades et les hémorrhagies passives, comme on l'a cru à tort jusqu'à présent, relève au contraire les forces, et tarit les pertes de sang, en lui donnant de la plasticité par suite de son rétablissement, en tirant de leur engourdissement les fonctions digestives et assimilatrices, eu diminuant l'acidité des humeurs inhérentes à ces affections, en y introduisant enfin la soude qui leur manque.

Il faudra seulement modérer ici les doses et administrer les eaux pendant un certain temps avec quelques intervalles de repos. A ce sujet, nous ferons remarquer que les tempéraments sont quelquefois tellement modifiés par la nature des maladies et par la durée des souffrances, qu'on a souvent bien de la peine à reconnaître l'origine de la constitution normale de l'individu au moment où il arrive pour commencer la cure. Le tempérament nerveux est peut-être celui qui ne disparaît pas aussi complétement que les autres; lui seul, par conséquent, nous a permis de faire quelques remarques que l'on trouvera au chapitre des indications.

Il existe à Vichy des sources dont l'analyse chimique n'indique aucune différence de composition, mais qui, néanmoins, ont acquis par l'expérience des temps une spécialité d'action qui fait qu'elles s'appliquent plus particulièrement au traitement de certaines affections organiques,

C'est ainsi, par exemple, que les eaux thermales de la source de l'Hôpital paraissent plus spécialement indiquées dans les affections qui ont leur siége dans l'estomac et dans les intestins. Celles de la Grande-Grille, également thermales, sont administrées dans les maladies biliaires du foie, de la rate ou du mésentère. Celles des Célestins, qui sont froides, s'adressent de préférence aux goutteux, aux graveleux, ainsi qu'aux affections de la vessie et aux maladies des reins.

Je dois en terminant, pour confirmer la bonne direction que j'ai donnée au traitement des malades par les eaux de Vichy, rapporter ici l'opinion suivant laquelle l'Académie de médecine entend qu'on étudie l'action médicale des eaux minérales en général.

« Pour se livrer à des études sérieuses sur les « propriétés médicinales des eaux minérales, a dit « l'Académie de médecine, il faut mettre à profit « tous les moyens d'investigation que possèdent « maintenant les sciences physiques et physiolo- « giques ; c'est en étudiant par l'analyse *chi- « mique* les modifications qu'éprouvent les sécré-

« tions, sous l'influence des eaux employées, qu'on
« peut arriver à des résultats qui pourront réel-
« lement devenir utiles à l'enseignement et à la
« pratique de la médecine, car il y a beaucoup de
« choses inconnues encore dans l'action des eaux
« minérales.» (Séance du 22 avril 1850.)

C'est précisément dans ce sens que j'ai dirigé
mes recherches depuis mon arrivée à Vichy, ainsi
qu'on peut le voir d'ailleurs par les observations
nombreuses qui m'ont servi à les établir.

En résumé, nous pouvons conclure de tout ce
qui précède que la médication thermo-minérale
alcaline de Vichy est un ensemble d'éléments
médicamenteux, une tisane composée par la nature, dont la valeur, d'après les connaissances
chimiques que nous possédons, l'étude physiologique et les observations cliniques que nous avons
rapportées plus haut, peut être déterminée par
l'observation, comme celle de tout autre médicament. C'est en nous appuyant sur ces données
que nous pouvons préciser aujourd'hui leur action
thérapeutique et régler définitivement les cas de
leur application, en disant :

1° Qu'elles opèrent par une action attérante,
que Bordeu appelait *remontante* ou tonique de
l'économie ;

2° Que cette action s'exerce par le moyen des

éléments de l'eau minérale agissant directement
en touchant, provoquant ou modifiant les organes
et les humeurs du corps ;

3° Qu'elles agissent par un effet métasyncra-
tique, qui change et dissipe l'état morbide ou
anormal de l'organe en souffrance ;

4° Qu'en provoquant une augmentation de
sécrétion des sucs ou fluides gastriques, biliaires,
urinaires ou cutanés, elles rendent la circulation
sanguine plus facile, phénomène qui a pour résultat la diminution des obstructions et une
élimination dépurative générale ;

5° Qu'à l'égard des engorgements ou empâtements, elles agissent, d'après les faits observés,
par une puissance décomposante et reconstituante
incontestable , en faisant disparaître les matériaux épanchés et en ramenant graduellement
les tissus à leur organisation normale ;

6° Qu'elles corrigent, neutralisent et détruisent, par leur nature chimique spéciale, certains
produits acides ou hépatiques de l'économie ;

7° Qu'elles apaisent ou font cesser les douleurs
goutteuses et rhumatismales, par la présence des
éléments salins, ainsi que par la thermalité et
l'excitation que les eaux impriment à la peau par
le mode balnéaire ;

8° Qu'elles agissent sur les membranes muqueuses, en modifiant l'organe et sa sécrétion morbide ;

9° Qu'elles agissent par leur action *remontante* ou reconstitutive spéciale dans certaines diathèses ou cachexies, suite de fièvres paludéennes ;

10° Qu'elles impriment à la débilité des fonctions digestives dans les longues convalescences, les faiblesses de constitution, les cachexies par défaut d'assimilation, ou atoniques, une modification vitale, un *remontement* général organique et fonctionnel très-remarquable, en régularisant les fonctions et en corrigeant la nature des sécrétions altérées.

11° Qu'elles font cesser les diverses maladies nerveuses de l'appareil digestif et du foie en les modifiant favorablement, propriété admise aujourd'hui pour tous les médecins et tous les malades, sans contestation aucune.

Opinion des anciens médecins sur les propriétés attribuées aux sources de Vichy.

Si, après avoir tracé, ainsi que nous venons de le faire, les principaux caractères des éléments particuliers des eaux de Vichy, nous ouvrons les livres des auteurs anciens qui ont écrit sur ces eaux, nous trouvons qu'il n'est pas de maladies ni d'infirmités dont elles ne puissent opérer la guérison. Cette opinion d'une vertu curative sans bornes n'est pas plus exacte, disons-le tout d'abord, que celle de leurs propriétés purgatives ; « car, dit Chomel, dans un ouvrage publié en 1734, les eaux de nos fontaines sont apéritives, désopilatives et *purgatives*, les unes plus, les autres moins. » Cette dernière vertu est si peu vraie qu'elles produisent ordinairement un effet tout contraire, surtout si, comme le recommande Fouet, on a soin de ne les prendre qu'à très-petites doses. De cette manière aussi elles agissent avec plus de fruit ; car si elles purgent, dit également ce médecin, cela ne peut être dû qu'à leur propre poids, c'est-à-dire que le malade en aura pris une trop grande quantité à la fois. Après ce dérangement, il n'est pas rare de voir une constipation opiniâtre s'établir, et la personne être obligée souvent d'avoir recours aux lavements purgatifs.

« Les sources de Vichy, continue le même auteur, ont des propriétés si naturelles qu'elles commencent à agir en arrivant dans la bouche ; elles fortifient les gencives, lavent la langue et le palais, et dégagent par là les organes du goût. Elles donnent issue au suc salivaire, elles guérissent la paralysie de la langue, elles débouchent

l'orifice de l'estomac, réveillent l'appétit ; elles
agissent sur l'estomac par leur alcali fixe et volatil, qui déterge, divise et emporte les humeurs
épaisses qui enduisent les parties, en se char-
geant de l'acide étranger qui les a fixées et
en le détruisant. Cet acide étranger abandonne
ces voies, et de cette manière les humeurs se
précipitent et sont entraînées hors de l'estomac.
Elles favorisent aussi les autres parties naturelles ; elles guérissent les coliques venteuses,
néphrétiques et bilieuses; pour les coliques néphrétiques, toutes nos eaux d'ailleurs sont infail-
libles. Elles guérissent l'asthme, elles répandent
une rosée bienfaisante, particulièrement sur les
poumons. Je ne parle pas, dit Chomel, des pul-
moniques avérés, chez qui l'ulcère est formé.
Elles sont bonnes pour les hydropisies de poitrine
naissantes ; elles arrêtent les crachements de
sang, ainsi que les autres hémorrhagies et les
mois de femmes. Elles ne guérissent pas la phthisie , mais elles en préservent ; elles guérissent
aussi les migraines, la dépravation de l'odorat ;
elles calment les coliques hépatiques; elles sou-
lagent toujours les personnes atteintes de pé-
ritonite chronique, d'aménorrhée, de chlorose,
d'hystérie et de leucorrhée. Elles sont évidemment nuisibles aux maladies de l'encéphale, aux

personnes menacées d'apoplexie ou de maladie organique du cœur. »

Indications dans l'administration des eaux de Vichy.

Les indications doivent se déduire de la nature du médicament et de l'état du malade. Sans doute toutes les affections dont nous avons parlé plus haut peuvent trouver dans les eaux alcalines un puissant moyen de secours ; mais pour qu'il en soit ainsi, il faut le concours de certaines conditions que nous allons indiquer. Avant de commencer l'usage des eaux, on devra rechercher avec soin si les organes qui servent à administrer le médicament peuvent en supporter l'effet ; il est important ensuite de mesurer, pour ainsi dire, suivant chaque individualité, le degré d'action qu'il faut atteindre sans le dépasser. Ce sont là les difficultés pratiques qui regardent le médecin des eaux.

Celui-ci ne perdra pas de vue que c'est plutôt l'état de la lésion organique que les tempéraments, qui disparaissent souvent à la suite de longues maladies, qu'il faudra consulter avant d'administrer ce médicament. Il devra régler aussi les doses d'eau et les faire prendre selon les conditions morbides, et non suivant la tolérance de l'estomac; c'est en cela que consiste en partie le secret de la cure par les eaux.

Dans tous les cas, il convient de procéder avec prudence et par tâtonnements. Les petites doses, en général, sont préférables, toutes choses égales d'ailleurs, parce qu'elles ne chargent pas l'estomac, qu'elles sont mieux absorbées et qu'elles font revenir plus aisément les fonctions à leur état naturel. Cette précaution est surtout utile dans les maladies aiguës du foie, du poumon ou des reins, à cause de la vascularité de ces organes.

Les enfants et les femmes nerveuses ne devront pas, sous le rapport des doses, être traités comme les hommes, dont la tolérance est toujours beaucoup plus grande. Il en est de même pour les tempéraments nerveux qui exigent que les eaux soient prises avec ménagement, afin de ne pas surexciter le système nerveux. Il faut, dans ces cas, avoir soin de commencer la cure avec des faibles doses, qu'on élèvera peu à peu; d'autres fois, il sera nécessaire de les couper, soit en boisson, soit en bains, avec de l'eau ordinaire, de l'eau gommée, des infusions de tilleul, de feuilles d'oranger, de camomille, et quelquefois avec du lait.

Il serait avantageux de suspendre de temps à

autre pendant le traitement, un jour ou deux,
afin de mieux disposer les organes à l'action des
eaux et d'éloigner plus sûrement le moment de
la satiété, chose qu'il faut autant que possible
éviter, parce qu'elle nuit à la cure et fatigue
les organes. Il ne faut pas non plus trop prolonger la cure ni chercher à obtenir une guérison
forcée; de graves inconvénients ou la perte du
bienfait de la saison ont été souvent le résultat de
pareilles imprudences : il vaut beaucoup mieux
revenir une autre année et attendre avec pa-
tience l'effet consécutif des eaux, car, en toutes
choses, il faut donner le temps au temps.

La variété des tempéraments et des maladies
fait qu'il est des personnes ou très-sensibles ou
très-réfractaires à l'action des eaux. D'après cela,
il importe au médecin de bien connaître et la
maladie et la constitution du malade; c'est ainsi
qu'il jugera du parti qu'il peut tirer du remède,
et saura en arrêter ou en augmenter l'emploi,
suivant les indications.

En général, les malades doivent boire la quantité d'eau nécessaire dans la matinée plutôt que
dans la journée, en se promenant et non dans
la chambre ni dans le bain. Dans tous les cas,
il faudra faire en sorte que la plus forte dose
soit prise avant le déjeuner, à cause de la va-

cuité de l'estomac et de l'absorption plus facile alors des principes minéralisateurs de l'eau. Après le déjeuner ou après le dîner, elle peut troubler la digestion, à moins, toutefois, qu'un intervalle de deux ou trois heures ne se soit écoulé depuis le dernier repas. Il est cependant des malades dont les digestions sont accompagnées de rapports acides, ou qui digèrent difficilement ; ceux-là pourront boire, après le repas, en guise de café, un demi-verre ou un verre entier d'eau minérale.

Il serait convenable aussi de prendre de préfé-rence les bains dans le courant de la journée; par ce moyen, on n'aurait pas à craindre le refroidissement que peut causer l'air frais du matin ; et, si rien ne s'y oppose, la personne se couchera dans un lit bien chaud, pendant une heure après la sortie du bain, afin de favoriser la transpiration cutanée, si nécessaire à l'efficacité du traitement.

Il serait certainement très-possible d'obtenir la guérison des maladies par l'eau prise en bois-son seulement ; mais il est préférable d'y joindre le secours puissant des bains.

Les eaux de Vichy ne doivent provoquer qu'à un degré peu sensible des phénomènes de réac-tion et des mouvements critiques saillants, à cause de la fièvre qu'il faut éviter, et parce qu'elles en-

gendrent des acides qui s'opposent naturellement
à l'efficacité spéciale des eaux ; il est du reste
convenable de les suspendre ou de les mitiger
lorsqu'il survient pendant la cure quelques phénomènes fébriles, attendu qu'elles n'agissent convenablement qu'autant que leur administration
a lieu avec lenteur, sourdement, et en pénétrant
intimement jusqu'à la trame la plus profonde de
nos tissus, afin de modifier doucement, par leur
contact, la nutrition, les sécrétions et la vitalité
organique, sans jamais amener de secousses violentes. Il ne faut pas oublier non plus que le
calorique des eaux est comme le calorique arti-
ficiel, qu'il élève le pouls momentanément, ce qui
indique que les eaux froides seront préférables aux
malades qui sont sujets aux congestions.

Les personnes qui ne sont pas malades doivent
s'abstenir de boire ces eaux ; beaucoup se sont
trouvées fort mal d'avoir voulu satisfaire leur
curiosité ou se traiter pour une maladie à venir,
car il est à remarquer que la tolérance semble
diminuer chez les malades à mesure que l'organisme rentre dans son état normal.

Nous ajouterons ici, comme indication générale, que les eaux alcalines sont utiles dans
toutes les maladies qui offrent une déviation générale des fonctions, dans les cachexies ou les

vices constitutionnels acquis ou héréditaires, dans les faiblesses des fonctions digestives, suite de maladies chroniques; dans les dispositions de nature acide des premières voies ; dans les engorgements, l'induration des glandes ou la tuméfaction des viscères parenchymateux du ventre. Elles conviennent également dans les difficultés de la circulation à la veine porte, pour rappeler les hémorrhoïdes supprimées, ou les exanthèmes de la peau, coïncidant avec l'acidité des voies digestives.

Contre-indications dans l'emploi des eaux de Vichy.

Il est du devoir du médecin de prévenirles malades qui se proposent de faire usage des eaux de Vichy que ces eaux ne peuvent convenir en boisson à des estomacs frappés d'inflammation vive; qu'elles n'agissent d'une manière favorable qu'autant qu'on les oppose à des affections qui ne sont ni trop anciennes ni trop aiguës. Dans l'état aigu, ou avec fièvre, elles seront rarement utiles, parce qu'elles déterminent un surcroît d'irritation suivie de fièvre, et par conséquent d'acidité dans les humeurs. Dans un état de chronicité trop avancée, il est aussi à craindre qu'elles ne de-

meurent sans efficacité, la maladie ayant eu le
temps de prendre une position pour ainsi dire
normale, définitive ou incurable.

Il est à noter, en même temps , que tous
les mouvements fébriles, que la diarrhée, une
indigestion, la fatigue, une irritation vive et
étendue de la peau ou des intestins, un trouble
moral quelconque, etc., qui s'opèrent en nous,
modifient les propriétés chimiques de nos humeurs, celles de l'urine en particulier, en les
faisant passer avec la plus grande promptitude de
l'état alcalin à l'état acide ; c'est ce que nous
avons observé chez tous nos malades qui, présentant un état alcalin des fluides, venaient à
éprouver des dérangements physiques ou quelque
préoccupation morale. Ce changement chimique
se produit avec une facilité telle, que le simple
mouvement fébrile qui existe ordinairement pendant la digestion stomacale suffit pour l'opérer,
ainsi que nous l'avons vu plus haut ; ce qui
prouve, d'autre part, combien l'acidité augmente
toutes les fois qu'il s'opère en nous une perturbation dans la marche régulière de nos fonctions.

Par ces mêmes motifs, la poussée, si utile pour
la thérapeutique dans la plupart des établissements thermaux, ne saurait convenir aux malades
traités par les eaux de Vichy ; c'est pour cela

que les médecins qui, à toutes les époques, ont
dirigé le traitement des malades dans cette station thermale, n'ont jamais recherché, sans trop
s'en rendre compte, il est vrai , ce mode d'action
thérapeutique balnéaire.

Ces retours à l'acidité peuvent interrompre
chez certains malades le bienfait de la cure;
c'est pour cela aussi que les anciens médecins
recommandaient aux personnes de n'arriver à
Vichy qu'avec l'esprit tranquille et le corps sans
souffrance aiguë. La chimie aujourd'hui rend parfaitement compte, par les remarques qui précèdent, de l'utilité de ces recommandations, qu'une
longue pratique et les mauvais résultats obtenus
en pareil cas avaient appris à connaître.

Toutes ces sages recommandations s'expliquent
aujourd'hui et se trouvent démontrées par les
observations physiologiques et chimiques qui constatent que l'alcalinité naturelle du sang diminue
chez les personnes qui souffrent, et que le rétablissement ne peut s'opérer qu'autant que cette
humeur a repris son état normal d'alcalinité.

Elles sont également contre-indiquées sous
forme de bains toutes les fois que la peau est
ulcérée, irritée ou sur le point de s'enflammer.

Sous le rapport des quantités d'eau, il est reconnu en principe que, quelle que soit sa nature,

une trop grande quantité de liquide fatigue l'estomac, diminue l'énergie de ce viscère, et rend les digestions plus pénibles. Il arrive aussi parfois de la diarrhée, des coliques ou des gonflements abdominaux : la santé peut alors être gravement compromise et l'effet de la cure perdu. Il vaut mieux, dans tous les cas, boire moins que trop, puisque des accidents graves sont souvent la conséquence de cette intempérance.

Quelques médecins ont prétendu que lorsque les eaux alcalines avaient un effet purgatif, elles étaient plus avantageuses pour les malades. Tardy pense qu'à l'égard des eaux de Vichy, cet effet doit être évité ; mais que si, par hasard, on désire l'obtenir, on n'a qu'à boire vite et beaucoup à la fois. Ces sources, il faut le dire, n'agissent jamais plus sûrement que lorsqu'elles ne causent aucun dérangement du côté des voies digestives.

On se plaint souvent que ces eaux portent à la tête ; qu'elles échauffent ou causent de la diarrhée, des pesanteurs d'estomac suivies de crampes ; qu'elles affaiblissent le cœur ; qu'elles déterminent des gonflements de ventre, avec irritation de l'estomac et des intestins, accompagnée de chaleur à l'anus, de démangeaisons à la peau. Tout cela

ne tient le plus souvent qu'à la trop grande
quantité d'eau bue dans un trop court espace de
temps, et dont l'écoulement n'a pu se faire dans
les mêmes proportions ni par les urines ni par la
transpiration. Il arrive parfois que les malades
éprouvent dès les premiers jours de la diarrhée,
de l'irritation ou du malaise du côté de l'estomac, avec agitation et lourdeur de la tête, qu'ils
vomissent l'eau minérale qu'ils prennent. Ces
symptômes, quand la dose est modérée et que le
malade suit un régime convenable, ne sont ordinairement que passagers; il ne faut pas s'en
effrayer, car souvent les eaux ne sont bien supportées qu'après quelques jours, alors qu'elles ont
paru nuisibles au début; mais si les symptômes
gastriques persistaient, ce serait un indice certain que l'estomac est très-irrité ou trop susceptible, et il faudrait alors suspendre le traitement
pour le reprendre ensuite à plus petite dose, ou en
coupant l'eau minérale avec une boisson douce; il
est permis de supposer aussi que la tolérance n'est
pas encore établie, et qu'il y a nécessité de surveiller l'action des eaux.

Cette tolérance de la part de l'estomac et des
intestins, sans laquelle le traitement est impossible, a lieu presque toujours dès le début, si on a
eu soin d'augmenter insensiblement la dose, ou

de mitiger l'eau minérale avec de l'eau douce, ce qui est souvent nécessaire à Vichy, à cause de la richesse des éléments constitutifs des eaux. Prises à des doses élevées, elles occasionnent quelquefois un sentiment de pesanteur et de chaleur à l'estomac et même des vomissements; le pouls devient plus fort, plus fréquent; la fièvre se déclare souvent chez les personnes douées d'un tempérament très-irritable, les selles deviennent plus fréquentes. Les eaux purgent alors par leur propre poids, comme disait Fouet, c'est-à-dire qu'elles ne sont pas tolérées à cette dose. Dans ce cas, on voit survenir la soif, la perte de l'appétit et la difficulté de digérer : il faut aussitôt suspendre les eaux et ne les reprendre qu'avec une grande réserve. La quantité d'eau est toujours relative, car celle qui est forte pour l'un sera peut-être trop faible pour l'autre; tout cela tient à la constitution, à l'état maladif de la personne ou des organes chargés d'en supporter l'action.

Il y a contre-indication relativement aux eaux alcalines dans les maladies organiques du cœur, dans les anévrysmes, dans les paralysies ou dans les engourdissements des membres qui dépendent d'une apoplexie ou d'une lésion de la moelle épinière, de même que dans les névralgies aiguës liées à l'hystérie ou à l'épilepsie, la chorée, la

démence ou les convulsions, comme aussi dans les
cas de dégénérescence organique cancéreuse ou
tuberculeuse avec fièvre hectique, dans les hémorrhagies actives ou la fièvre ardente; on aura d'ailleurs un criterium certain dans les phénomènes que
provoquera son emploi. Si, par exemple, les eaux
augmentent ou provoquent la diarrhée, il est évident qu'elles sont contre-indiquées. Il en est de
même dans le scorbut, à moins que cet état,
comme nous en avons vu des exemples de guérison,
ne soit dû à un vice dans les fonctions digestives,
ou à une altération de la constitution par suite
d'un état cachectique paludéen. Les observations
rapportées plus loin offrent, sous ce rapport, de
nombreux exemples de guérison, même chez des
malades atteints avant ou pendant la cure d'hémorrhagies passives abondantes, sous-cutanées
ou autres, ce qui prouve que les hémorrhagies passives ne sont pas toujours une contre-
indication à l'usage de ces eaux. Elles sont
contre-indiquées également dans la phthisie et le
catarrhe pulmonaire, dans l'asthme, avec ou sans
altération organique du cœur ou des gros vaisseaux, dans les constitutions irritables et disposées
aux inflammations, aux congestions sanguines,
actives, pulmonaires ou cérébrales. Dans la colique alcoolique ou les palpitations nerveuses du

cœur, ainsi que dans les hémorrhagiés actives, il ne faut par abuser des eaux alcalines, elles peuvent jeter l'économie dans un état de fatigue considérable, car il est démontré qu'on ne peut maintenir longtemps l'organisme au-dessus du type normal, par quelque cause que ce soit, sans que le ressort des organes ou des fonctions s'en trouve dérangé. Ainsi administrées, c'est alors que les eaux sont prises avec dégoût, qu'elles fatiguent l'estomac et déterminent de la faiblesse musculaire; il faut, dès que ces symptômes se présentent, en discontinuer l'usage, sans quoi il y aurait danger pour la cure et pour le malade.

Il existe aussi pour l'affection graveleuse, sables ou calculs, des contre-indications qu'il est important de connaître. C'est pourquoi l'analyse chimique devra indiquer préalablement aux médecins et aux malades s'ils peuvent ou non faire usage avec fruit des eaux minérales alcalines, lesquelles sont salutaires dans la gravelle d'acide urique ou d'urate d'ammoniaque, et dangereuses lorsque la gravelle est de nature phosphatique ou oxalique, ainsi que nous allons le démontrer en parlant de la gravelle.

Affections des organes de la digestion.

DE LA GASTRITE.

La gastrite aiguë ou chronique amène généralement une altération de la membrane muqueuse, et quelquefois aussi des deux autres tuniques de l'estomac, avec des modifications dans la nature des sucs gastriques. Cette altération se présente le plus ordinairement sous la forme d'épaississement, d'induration ou de ramollissement, ce qui équivaut évidemment à l'engorgement ou aux obstructions des organes parenchymateux, comme le foie ou la rate ; elle doit, par ces motifs, réclamer les mêmes moyens de guérison. Les eaux de Vichy, dans cette circonstance, atteignent un double but : celui d'agir sur la membrane muqueuse de l'estomac, celui de diminuer en même temps l'acidité du suc gastrique ; acidité d'autant plus grande que les affections de cet organe se rapprochent davantage de la chronicité.

Toutes ces indications concernant l'estomac s'appliquent également aux maladies chroniques du reste de l'appareil digestif, des gros et des petits intestins.

Je ne reviendrai pas ici sur les effets physiologiques que produisent les eaux sur ces organes, cette question ayant été suffisamment étudiée dans les conclusions déduites des expériences que j'ai faites à ce sujet; je dirai seulement, en deux mots, que les eaux de Vichy administrées à propos, à des doses convenables, suivant l'âge, le tempérament, l'invasion de la maladie et l'état des organes malades, jouissent d'une efficacité miraculeuse pour rétablir les digestions difficiles, rendre l'assimilation des aliments et la nutrition plus complètes, et réveiller enfin les forces physiques et morales des malades.

Causes.—Les causes directes qui peuvent donner lieu à la gastrite sont très-nombreuses; il me suffira de citer ici les principales, qui sont : l'usage prolongé d'aliments difficiles à digérer ; ceux qui sont trop salés, trop poivrés ou trop épicés; les excès de table; les liqueurs fortes ; les vins acides, les boissons fermentées, surtout pendant qu'on est à jeun ; une vie trop sédentaire ; des emportements de colère ; des affections morales tristes; l'emploi imprudent des vomitifs ou des purgatifs, etc.

En examinant toutes ces causes, chaque malade pourra mieux apprécier par lui-même celles qui ont produit sa maladie; il devra, par conséquent, les éviter soigneusement après avoir quitté Vichy,

s'il veut que le bienfait des eaux ne soit pas perdu
pour l'avenir. Cette recommandation de prendre
des habitudes de sobriété est une chose d'autant
plus digne d'attention, qu'on doit savoir qu'un
organe qui a été déjà malade est toujours très-
disposé à s'affecter de nouveau, plus promptement
et plus gravement encore que la première fois.

Il n'est pas rare, dans tous les cas, de voir à
Vichy des malades atteints de gastrite être affectés en même temps de diarrhée et de dyssenterie
aiguë ou chronique. J'ajouterai à cet égard,
d'après les nombreux exemples qui se présentent
tous les ans à l'hôpital chez des malades venant
d'Afrique ou des colonies, atteints de semblables
complications, que l'action des eaux s'exerce d'une
manière tout aussi satisfaisante que si la gastrite
était la seule affection du malade. J'aurais, à cet
égard, un grand nombre d'observations à citer,
dans lesquelles on verrait que des individus arrivés dans un état complet d'épuisement, amaigris, né digérant plus ou digérant à peine depuis
des mois et même des années, tourmentés également par un besoin continuel d'aller à la selle,
sortirent de l'hôpital, après un traitement de trente
ou quarante jours, pleins de force et de santé, et
bénissant les eaux de les avoir arrachés en si peu
de temps à une mort certaine. Il me paraît utile

de rapporter ici une observation de ce genre à l'appui de ce que je viens de dire.

Observation de gastrite.— M. G., âgé de quarante-huit ans, d'un tempérament nervoso-sanguin, malade depuis 1831. A la suite d'un empoisonnement présumé, des douleurs violentes s'étaient déclarées à la région de l'estomac; depuis lors, troubles considérables dans la digestion, nausées ou vómissements continuels, avec malaise générale; d'autres fois, après quelques jours de calme, nouvelles douleurs d'estomac qui nécessitaient ordinairement l'application de sangsues. Malgré cet état de souffrance habituelle, malgré sa faiblesse et son amaigrissement, M. G. n'abandonnait pas entièrement ses occupations. Il avait, en 1847, fait usage des eaux de Vichy, qui lui avaient procuré un grand soulagement; mais son état n'était pas encore très-satisfaisant, car à son retour à Vichy, en 1848, vers le milieu de juillet, il ressentait de vagues douleurs au creux de l'estomac, les digestions étaient toujours laborieuses, il n'éprouvait pas de soif, et était toujours très-constipé. Le lendemain de son arrivée, mis à l'usage de l'eau de la source de l'Hôpital, il en boit graduellement jusqu'à six verres par jour, et prend un bain. Après un mois de traitement, et un repos dans l'intervalle, ce

malade quitte Vichy dans un état parfait de santé ;
ses digestions se faisant librement, quoiqu'il
mangeât beaucoup.

L'année suivante, au 12 septembre, je reçus
une lettre constatant qu'à cette époque M. G. était
entièrement rétabli.

Le relevé statistique des observations de ce
genre, constatées une ou plusieurs années après
la cure, démontre que sur 100 malades 51
ont été guéris, 36 améliorés et 13 sont restés
dans le même état qu'avant de venir à Vichy.

DE LA PYROSIS.

La pyrosis est encore une variété de la gastrite
aiguë ou chronique ; elle présente comme caractères spécial un sentiment d'ardeur et de brûlure
dans l'estomac, avec éructations d'un liquide âcre,
acide et brûlant, qui se fait sentir parfois jusque dans l'arrière-gorge.

Il existe quelquefois des régurgitations de
sucs acides dans la bouche et des vomissements
d'une saveur aigre, qui surviennent à jeun et
agacent les dents. On ne peut, en pareil cas,
attribuer ces acides au suc gastrique, mais bien
à de mauvaises digestions, à une espèce de fer-

mentation acide, laquelle, passagère d'abord, amène bientôt après la pyrosis, si le malade ne les arrête pas dès le début.

D'après ces symptômes, nous n'avons pas besoin de dire que les eaux de Vichy doivent, par leur nature particulière, être favorables à cette maladie, et d'ajouter qu'une guérison complète pourra en être la suite, si toutefois, après la cure, le malade consent à éloigner les causes qui ont pu occasionner la maladie, et, en particulier, les aliments trop gras ou huileux, les fritures, les pâtisseries, les viandes salées ou fumées, les fruits ou boissons acides, ainsi que les liqueurs fortes et les fromages avancés, pour les remplacer par une nourriture moins grasse, lactée, plutôt animale que végétale, en mangeant peu à la fois, en ne faisant usage que de boissons douces ou peu alcoolisées, telles que le vin de Bordeaux coupé.

Une seule observation suffira pour démontrer la puissance des eaux dans cette affection. M. P..., âgé de trente-deux ans, d'un tempérament nerveux, après quelques écarts de régime, remarque que ses digestions deviennent difficiles, qu'elles sont suivies de douleurs de tête et qu'il éprouve dans l'estomac, trois ou quatre heures après avoir mangé, un sentiment d'ardeur et de brûlure qui

s'accompagne parfois de nausées ou de régurgi-
tation de sucs acides dans l'arrière-gorge, avec
sensibilité et ballonnement à la région épisgas-
trique. Ce malade n'est pas altéré, mais il éprouve
souvent de la constipation. Après avoir fait usage
sans succès de la magnésie, du bismuth, du char-
bon végétal, après avoir appliqué des liniments
et des emplâtres de toute espèce et recouru inutilement à l'homœopathie, il se décide à venir à
Vichy, où il arrive avec les symptômes ci-dessus
indiqués, sans appétit et avec un affaiblissement considérable des forces physiques. Pendant un mois le malade prend en moyenne de
trois à quatre verre d'eau par jour de la source
de l'Hôpital et vingt bains. Un mieux considérable existe dans tous les signes morbides à la fin
de la cure, et quand M. P... quitte Vichy, ses
digestions sont moins laborieuses et son appétit
satisfaisant.

Son médecin ordinaire écrit l'année suivante :
« La guérison est complète, car M. P... depuis
« son retour de Vichy est en très-bon état de
« santé. » Nantes, etc.

Le résultat de mes observations sous ce rapport donne une proportion de quatre-vingts guéris sur cent.

DE LA GASTRALGIE.

La gastralgie, ou névralgie douloureuse de l'estomac, présente les caractères spéciaux suivants : douleurs ou coliques de l'estomac, se renouvelant quelquefois tous les deux ou trois jours; d'autres fois, se présentant à chaque heure de la journée, alternant avec une douleur du côté, de tête ou de la poitrine, qui se manifeste le plus ordinairement deux ou trois heures après l'ingestion des aliments, avec un grand développement de gaz. Toutes ces douleurs, en général, se traduisent par un poids, avec des tiraillements qui simulent la faim, et par des crampes atroces pouvant durer plusieurs heures ; d'autres fois elles sont accompagnées de vomissements prompts, suivis le plus ordinairement d'un abaissement du pouls, avec chaleur brûlante à la région de l'estomac; ou bien encore par des bâillements avec oppression et un besoin réel d'élargir les vêtements qui compriment l'épigastre. L'appétit néanmoins se soutient; il est même parfois pressant, imprévu, et se renouvelle souvent dans la journée ; le malade n'est pas altéré; la langue n'est pas rouge, et tout cela sans qu'il existe souvent la plus légère trace de fièvre.

Les douleurs de la gastralgie se montrent surtout à jeun, avec des alternatives de constipation
ou de diarrhée ; elles sont plutôt soulagées que
réveillées par l'introduction des aliments, ce qui
est le contraire de la dyspepsie. Cette douleur,
chez les personnes chlorotiques, s'étend de l'estomac au sternum, il y a alors gêne de la respiration. Il arrive souvent qu'on voit la gastralgie et
la dyspepsie exister chez le même individu, avec
prédominance de l'une ou de l'autre de ces deux
maladies, comme aussi elles peuvent se succéder
réciproquement. Lorsqu'il y a souffrance de l'estomac, les eaux sont moins bien supportées que
dans l'état de calme : il faudra alors suspendre
le traitement pour le reprendre ensuite ; il en sera
de même si les vomissements persistent après les
repas : il faudra dès lors changer le mode d'administration des eaux et ne les prendre qu'en bains,
en lavements ou en douches.

Causes.—Les causes de la gastralgie sont le plus
ordinairement de nature stimulante locale : telles
sont, par exemple, un régime trop succulent,
l'abus des liqueurs fortes, les acides, la moutarde,
les aliments trop salés ou trop épicés. D'autres
fois ces causes sont purement nerveuses ou éloignées : ainsi les tempéraments nerveux, le sexe
féminin, une vie sédentaire, des travaux intellec-

tuels, des affections morales concentrées, l'état de grossesse, les maladies de la matrice, les pertes blanches ou la chlorose. Quelquefois aussi la gastralgie a pour cause le déplacement de la goutte, du rhumatisme ou d'une névralgie errante. Toutes ces causes peuvent donner lieu tantôt à la gastralgie, tantôt à la dyspepsie, comme aussi ces deux affections peuvent succéder à la gastrite aiguë ou chronique, ou bien encore à une sécrétion vicieuse des sucs gastriques acides qui sont contenus dans l'estomac ou qui s'y forment.

A tous ces caractères il est impossible de ne pas reconnaître une maladie purement nerveuse, et avec d'autant plus de raison que l'entéralgie, ou colique nerveuse d'entrailles, ressemble beaucoup à la gastralgie, de même que les coliques hépatiques, avec cette seule différence, ainsi que nous allons le voir, que les douleurs passagères qui lui sont propres se font sentir sur divers points du ventre.

Les coliques intestinales ou entéralgies sont produites, la plupart du temps, par des émotions morales vives, par des travaux intellectuels trop prolongés ; d'autres fois elles se déclarent après une impression de froid, ou coïncident avec l'interruption d'une évacuation habituelle, ou enfin succèdent soit à la goutte, soit au rhumatisme.

Les personnes hystériques en sont souvent atteintes ; les tempéraments nerveux y sont prédisposés, de même qu'à la gastralgie ; mais les causes qui paraissent développer plus particulièrement cette dernière affection sont l'abus des sucs végétaux, des fruits acides, des boissons aqueuses ; l'époque de la menstruation et de la grossesse, ainsi que les affections morales tristes et concentrées. L'observation suivante indiquera mieux encore les signes de la maladie, et montrera l'effet des eaux.

M. Th., âgé de trente-six ans, d'un tempérament nerveux, éprouva en 1834 les premières douleurs gastralgiques. Ces douleurs, qui arrivaient aussitôt après les repas, étaient accompagnées de vomissements continuels. Il avait suivi un traitement par les émollients et les sangsues, qui lui avaient procuré un peu de soulagement ; mais, dix-huit mois après, les douleurs de l'estomac ayant reparu avec plus d'intensité qu'auparavant, ce malade n'avait cessé, depuis cette époque, d'éprouver des alternatives de calme et de souffrances. Cependant comme, depuis quelques années, les symptômes gastriques devenaient plus fréquents, que les digestions se faisaient mal, que l'amaigrissement faisait tous les jours de nouveaux progrès, son médecin lui conseilla de

prendre les eaux de Vichy. C'est en 1846 que
M. Th. en fit usage pour la première fois. Cette
saison lui ayant fait le plus grand bien, il crut
pouvoir se dispenser de revenir l'année suivante ; mais la maladie ayant reparu, son médecin l'envoya de nouveau à Vichy, où il arriva en
1848, vers le milieu de juillet. A cette époque,
les vomissements étaient fort rares, mais les nausées reparaissaient fréquemment après les repas,
de telle sorte que la gastralgie semblait vouloir
revenir avec tous ses symptômes primitifs, car il
y avait déjà pesanteur de l'estomac, douleurs épi-
gastriques, diarrhée ou constipation alternatives, et maux de tête continuels. Ce malade, à
son arrivée, est mis, avec modération, à l'usage
de l'eau de l'Hôpital; il prend un bain tous les
jours, et un mois après, il quitte Vichy dans un
état complet de guérison.

En 1849, dans le rapport qui m'est adressé,
tous les ans, sur les effets consécutifs des eaux, il
est dit que M. Th. avait obtenu une grande
amélioration; et que si son état s'était aggravé
en 1847, il fallait l'attribuer à ce qu'il avait
cessé trop tôt l'emploi de ce puissant remède. J'ai
revu, en effet, ce malade : sa guérison était complète ; son embonpoint et ses digestions ne lais-
saient plus rien à désirer.

Il résulte des observations de ce genre, confir-
mées par le temps, que sur cent malades cinquante-deux ont été guéris, quarante-trois améliorés, et cinq seulement n'ont obtenu aucun
résultat.

DE LA DYSPEPSIE.

La dyspepsie, ou névrose non douloureuse de
l'estomac, peut se confondre avec la gastralgie,
car elle aussi reconnaît pour cause, lorsqu'elle se
déclare directement, une simple lésion des nerfs
de l'estomac. Les symptômes principaux de cette
affection consistent dans de mauvaises digestions,
avec cette particularité bizarre que l'estomac
tantôt digère le porc, les viandes les plus gros-
sières ou les plus lourdes, tantôt, et quelquefois
dès le lendemain, ne peut supporter les aliments
les plus légers, et même le lait. Il y a langueur,
trouble et perversion dans l'ordre fonctionnel ;
c'est, en un mot, ce qu'on appelle vulgairement
un estomac capricieux. Hors le temps des mauvaises digestions, la personne jouit d'une bonne
santé ; elle n'a ni fièvre ni soif ; les digestions seulement sont accompagnées d'une grande quantité
de gaz, avec constipation habituelle. D'autres

fois l'appétit est nul, et après les repas ou quelques heures plus tard, les malades éprouvent vers
l'épigastre de la pesanteur avec douleur vague,
accompagnée quelquefois d'aigreurs, de bâillements, d'éructations, de céphalalgie et presque
toujours de faiblesse générale ou d'accablement ;
cela dure pendant tout le cours du travail digestif,
une ou deux heures et souvent plus, puis le calme
renaît lorsque la digestion alimentaire est terminée pour recommencer de nouveau avec une nouvelle digestion. Ce sont là les phénomènes qui
se rencontrent le plus souvent dans la dyspepsie ;
il n'est pas indispensable toutefois, pour qu'il y
ait dyspepsie, que les signes que nous venons
d'énumérer existent, car il arrive souvent que la
personne n'éprouve que de la céphalalgie ou de la
courbature durant la digestion. Ce qu'il y a de
particulier, c'est que si le malade ne mangeait
pas, il n'éprouverait pas de souffrances ; mais si la
maladie se prolonge, la nutrition se trouve al-
térée par les mauvaises digestions, le malade s'af-
faiblit, les forces s'épuisent rapidement et le sang
en s'appauvrissant se décompose, d'où résultent
les conséquences les plus graves.

Causes. — Cette maladie se présente souvent
dans les longues convalescences, à la suite d'affections morales profondes, chez des personnes

molles, faibles, chlorotiques , ayant des pertes
blanches ou qui ont supporté des jeûnes trop
prolongés et un régime lacté trop rigoureux.
Elle reconnaît encore pour causes les pertes abondantes de sang, soit naturellement, soit par des
saignées trop souvent répétées ; la vie sédentaire,
les préoccupations pendant les repas, le travail
d'esprit, l'irrégularité dans les heures de manger,
une alimentation insuffisante, une frayeur ou
une émotion vive quelconque ; l'immersion subite dans l'eau froide d'une partie du corps,
enfin tout saisissement qui viendrait troubler
la digestion,

Les maladies, dont nous venons de tracer
succinctement l'historique sont originairement
de nature nerveuse, ce qui indique que les émollients et les opiacés auraient dû suffire pour
les guérir, sans qu'il eût été nécessaire de recourir aux eaux de Vichy. Mais malheureusement
toutes ces névroses entraînent avec elles, à la
longue, des désordres physiques et physiologiques dans les organes de la digestion ; et de
nerveuses qu'elles étaient d'abord, elles finissent
bientôt par déterminer, à cause des souffrances
qu'elles impriment aux parties qui en sont le
siége, de véritables lésions des membranes de
l'estomac et des intestins.

Il y a cette différence toutefois entre la dyspepsie et la gastralgie, c'est que dans la première
il n'y a pas de douleur, et qu'il y en a dans la
gastralgie.

L'observation suivante fera mieux connaître
encore les signes de cette maladie et l'efficacité
remarquable des eaux de Vichy dans ce cas.

M. R., âgé de trente-sept ans, d'un tempérament nerveux, éprouve depuis six ans des digestions lentes, pénibles, qu'il attribue à un travail
de cabinet, et surtout à des peines morales ; l'appétit néanmoins est passable, mais les aliments
se digèrent difficilement. Il y a constipation habituelle, et, après chaque repas, il éprouve du
malaise et de la fatigue. Après avoir employé
sans succès, pendant six ans, tous les remèdes
en usage dans ces sortes d'affections, tels que
la magnésie, la poudre de Dower, la moutarde
blanche, les emplâtres de toute espèce, et de
plus l'homœopathie, M. R. se décide à venir à Vichy, où il arrive dans l'état suivant : constitution
très-affaiblie, pesanteur à l'épigastre, digestions
laborieuses, appétit capricieux, rapports nidoreux
très-fréquents, sans soif ni fièvre sensible, faiblesse musculaire considérable, particulièrement
deux ou trois heures après avoir mangé ; constipation opiniâtre.

Le lendemain, ce malade est mis à l'usage de l'eau de la source de l'Hôpital, à la dose de quatre verres par jour, qu'il alterne dans le milieu de la cure avec l'eau de la Grande-Grille, il prend des bains et quelques douches ascendantes. Il suspend de temps à autre ce traitement. Les eaux ayant parfois de la peine à passer, il en fractionne souvent les doses, et après un séjour d'un mois, M. R. quitte Vichy beaucoup mieux, mais non guéri.

Son médecin ordinaire nous écrit de Paris, quinze mois après, que la santé de M. R. s'était complétement modifiée, que ses digestions étaient parfaites, mais que néanmoins il lui conseillait de revenir à Vichy.

M. R. revint en effet, et après une seconde cure sa maladie, qui avait résisté pendant six ans aux divers traitements connus, disparut entièrement et d'une manière soutenue.

Le résultat clinique de mes observations concernant les cas de guérison sont encore plus favorables dans cette maladie que dans la gastralgie.

Affections du foie.

L'efficacité incontestable des eaux de Vichy dans les diverses maladies qui peuvent intéresser le foie, troubler la sécrétion biliaire, ou porter obstacle à son libre cours, est connue depuis si longtemps, qu'il serait fastidieux, je pense, d'insister sur cette vérité. Je pourrais facilement donner à l'appui de cette opinion un grand nombre d'observations, que je puiserais dans les nombreuses guérisons qui ont lieu tous les ans dans mon service de l'hôpital, chez des malades qui viennent d'Afrique ou des colonies, régions du globe où les maladies de ce genre sont le plus graves; mais je ne dois pas oublier que ce livre n'est écrit que pour guider les malades pendant la saison, et leur indiquer, une fois rentrés chez eux, la conduite qu'ils auront à tenir pour éviter le retour de leurs maladies.

Cependant, avant d'aller plus loin, il me paraît utile d'indiquer ici la marche que suit l'eau minérale avant de se rendre au foie, et de démontrer que ce médicament, exempt de toute réaction, a pu agir, au moins jusqu'aux poumons, en conservant tous ses éléments primitifs de composition.

Cela posé, je dirai donc, avec tous les physiologistes, que l'eau minérale introduite dans les voies digestives arrive à la glande hépatique comme font tous les liquides médicamenteux, en suivant par absorption les veines de l'estomac et des intestins, qui la charrient à travers la veine porte jusqu'au foie; après un séjour plus ou moins prolongé dans cet organe, chargé d'une des plus grandes fonctions de notre existence, la sanguification alimentaire, elle se rend au cœur et de là dans les poumons, toujours à l'abri de toute décomposition étrangère à l'organisme.

Ceci doit prouver aux malades, contre l'avis des médecins qui leur conseillent l'usage des acides comme n'étant d'aucune importance dans la cure, qu'il n'est pas indifférent de suivre de semblables idées et de porter dans nos organes un médicament décomposé d'avance par ce mélange hétérogène d'acides avec les alcalis, alors qu'il pouvait agir avec toute sa puissance naturelle. D'après cet exposé, il est donc permis d'affirmer que les eaux de Vichy, quand elles n'ont pas été dénaturées par des acides avant ou pendant les repas, agissent de deux manières à l'égard des affections du foie : d'abord, comme fondantes et résolutives, lorsqu'il y a engorgement, puis en modifiant la bile dans sa nature et dans sa consistance, car en augmentant l'alcalinité naturelle de cette humeur, les eaux la rendent moins épaisse et facilitent son écoulement au dehors. Elles s'opposent en outre par leurs propriétés dissolvantes à la précipitation de la matière colorante, ce qui est fort important, attendu que ce dépôt forme précisément le rudiment des calculs biliaires.

Après cet exposé succinct du mode d'action des eaux à l'égard des maladies du foie, il est indispensable, je pense, de donner ici un aperçu des affections diverses qui intéressent cet organe, et qui sont les plus nombreuses et les plus graves de toutes celles qui viennent à Vichy réclamer tous les ans le secours des eaux.

Parmi les maladies de ce genre, il en est trois qui se présentent plus particulièrement à notre observation : ce sont les coliques, les engorgements et les calculs du foie.

Coliques hépatiques.

Cette maladie ne se présente ordinairement que chez les individus prédisposés aux souffrances du foie ; elle est caractérisée par des douleurs plus ou moins vives, passagères et périodiques, ayant leur siége dans cet organe. On les confond souvent, a dit mon honorable collègue, le docteur Beau, dans son remarquable travail *Sur l'appareil spléno-hépatique*, avec les coliques calculeuses, qui sont très-rares relativement aux coliques névralgiques. Dans celles-ci les malades, selon le même auteur, ne rendent des calculs, ni par les garde-robes, ni par les vomissements, et la pré-

sence de ces corps étrangers permet seulement de
caractériser leur diagnostic différentiel. Dans les
cas contraires, les coliques du foie doivent être
considérées comme étant de nature eseentielle-
ment nerveuse.

Les douleurs de ce genre arrivent, soit soudai-
nement, soit en s'annonçant sourdement, un ou
deux jours à l'avance; et lorsque la souffrance est
arrivée à son apogée, le malade ressent comme un
point de côté dans la région du foie, accompagné
de douleurs plus ou moins violentes, superficielles
ou profondes, augmentant par la plus légère pression, pongitives ou lancinantes, avec gêne dans les
divers mouvements du corps et de la respiration.
Le plus ordinairement, au milieu de la crise, des
vomissements de nature bilieuse se déclarent ,
sans que le pouls indique de la fièvre. Ces coliques
peuvent durer plusieurs heures, d'autres fois plusieurs jours, avec des intervalles de calme, laissant le plus souvent des traces de jaunisse sous la
peau et dans les urines. On peut les confondre
avec les coliques intestinales ou néphrétiques ;
mais la douleur locale venant du foie suffira, avec
les symptômes précédents, pour éloigner toute incertitude à cet égard,

Causes. — Il est évident que l'hépatalgie ou
colique nerveuse du foie n'est qu'un symptôme

de l'irritation de cet organe, des réservoirs ou des conduits excréteurs de la bile. Cette irritation nerveuse peut être produite par un refroidissement des pieds ou de tout le corps, par de mauvaises digestions, par des aliments dont la nature est réfractaire au foie de certaines personnes. Ces aliments sont particulièrement tous les acides, les fruits verts, cuits ou confits au vinaigre, la moutarde, le vin pur ou même coupé d'eau, les boissons alcooliques, une nourriture trop salée, trop épicée ou poivrée : toutes ces substances peuvent déterminer, chez les individus prédisposés, des coliques qui très-souvent apparaissent un quart d'heure ou une demi-heure après qu'on les a prises. Les purgatifs peuvent également réveiller ces sortes de douleurs, qui dépendent quelquefois aussi de la goutte ou d'un rhumatisme déplacé.

Comme traitement, l'opium et les émollients sont les premiers remèdes à employer ; mais si les attaques se renouvellent, le meilleur moyen à leur opposer ensuite est d'avoir recours à l'eau de Vichy, dont les propriétés incontestables sont de diminuer ou de détruire cette fâcheuse susceptibilité du foie. Il faudra faire usage d'aliments peu graissés, de viandes maigres, de poisson, et particulièrement de substances végétales, régime qui devra être secondé par l'eau de Vichy, prise à divers intervalles dans le courant de l'année, et par des bains alcalins, en se tenant chaudement. De cette manière, le malade arrivera à faire cesser le retour des coliques hépatiques.

L'observation suivante démontrera mieux encore l'effet salutaire des eaux sous ce rapport. Mme F. de G., âgée de trente-six ans, eut, il y a dix ans, pendant la convalescence d'une fièvre typhoïde, une jaunisse qui, malgré tous les moyens mis en usage, dura six semaines. Depuis cette époque, cette maladie reparut tous les ans vers le printemps, avec cette différence que depuis quatre ans cette jaunisse se complique chaque fois de quelques coliques hépatiques qui durent plusieurs jours, avec des vomissements de matière bilieuse. Le foie est alors sensiblement engorgé et douloureux à la pression, les fortes inspirations sont gênées par la douleur hépatique, laquelle simule une ceinture allant du foie à la rate et au rein droit; les urines sont jaunes et l'estomac ne peut supporter aucun aliment. Le dernier accès, qui dura vingt-cinq jours, date du mois d'avril 1851.

Cette dame avait employé sans succès les purgatifs, le remède de Durande, les pilules de savon avec le fiel de bœuf, la pommade émétisée et les eaux de Vichy transportées. Ces dernières cependant ayant paru lui faire un peu de bien, son médecin l'engage à se rendre à Vichy, où elle arriva au mois de mai suivant, à la fin d'un accès, et présentant une teinte ictérique : douleurs sourdes dans la région du foie, qui dépasse de deux travers de doigt le rebord des fausses côtes, inappétence, digestions lentes, constipation, urines ictériques, matières fécales normales.

La malade boit à la Grande-Grille cinq verres par jour et prend un bain; au bout d'un mois, elle quitte Vichy en voie de guérison. Son médecin nous a écrit, l'année suivante, que Mme F. de C. avait obtenu un entier rétablissement. Elle est revenue néanmoins à la fin de la saison de 1852, pour consolider sa guérison. Sa santé n'avait plus souffert du côté du foie depuis sa première cure faite à Vichy. Cette dame, que nous avons revue trois ans après, était toujours dans un état parfait de santé.

Le résultat pratique de mes observations concernant les coliques hépatiques, sur un nombre proportionnel de cent malades, par exemple, dont les effets consécutifs des eaux ont été constatés l'année ou les années qui ont suivi la cure, est que sur ce nombre, quatre-vingt-trois ont été radicalement guéris et dix-sept améliorés, ce qui démontre que tous ces malades ont obtenu un résuitat plus ou moins satisfaisant.

Hépatite avec engorgement du foie.

Cette maladie n'intéresse pas seulement, comme la précédente, le système nerveux de l'organe, elle occupe ici le tissu propre du foie, qui se trouve affecté le plus ordinairement par suite d'une congestion sanguine fixe et continue, avec engorgement qui peut être simple ou induré, récent ou chronique. Arrivée à la période de chronicité, telle qu'on la voit le plus ordinairement à Vichy, les symptômes qu'éprouvent les malades sont : appétit irrégulier, digestions lentes, rapports, flatuosités. Le lait est habituellement mal digéré ; une fièvre légère, qui semble augmenter après chaque repas, se déclare et est accompagnée d'une douleur avec pesanteur, et de gêne dans la région du foie ; la respiration devient courte, le teint basané ; le caractère inquiet, irascible, porté surtout à contredire ; il existe presque toujours aussi un œdème des jambes et de la sérosité dans le ventre ; l'appétit se perd avec le sommeil ; les fonctions s'affaiblissent, et le malade tombe peu à peu dans la consomption.

Causes. — Cette maladie peut être héréditaire ; toutes les causes qui déterminent des coliques, ainsi qu'on l'a vu plus haut, sont susceptibles aussi de produire l'hépatite. A côté des souffrances physiques, il faut placer, comme devant y prendre une large part, une irritation locale, le défaut d'exercice, les affections morales, les soucis, la jalousie, le découragement, l'hypocondrie, influences nerveuses qui toutes diminuent l'écoulement et favorisent l'épaississement de la bile; le tempérament bilieux, et les climats chauds qui, pour les habitants des régions tempérées, augmentent sensiblement la sécrétion du foie. Les inflammations des intestins et la dyssenterie, par suite de la résorption jusqu'au foie de la matière purulente, peuvent y donner lieu, ainsi qu'une grande activité cérébrale et le travail de cabinet après les repas, parce que les occupations intellectuelles dépensent une grande somme d'innervation au détriment des fonctions digestives. Les malades n'arrivent habituellement à Vichy qu'après avoir essayé inutilement tous les moyens ordinaires de secours; c'est pŏurquoi je me bornerai à rappeler ici, pour toute indication médicale, que les médecins étrangers à Vichy, et qui se sont occupés spécialement des maladies du foie, conseillent tous, sans exception aucune, l'usage des eaux de Vichy comme le meilleur moyen de guérison dans ces sortes d'affections.

Une seule observation, à l'appui de ce qu'on vient de lire, fera mieux apprécier, je pense, l'efficacité réelle des eaux dans les deux maladies précédentes.

Engorgement du foie avec coliques hépatiques. — M. B., âgé de quarante-deux ans, d'un tempérament nervoso-sanguin, d'une constitution affaiblie, est atteint d'hépatite depuis 1831, affection qu'il a contractée en Afrique, par suite de dyssenterie accompagnée de fièvres intermittentes rebelles; il avait, en outre, un léger épanchement dans le ventre, et les jambes infiltrées. Jusqu'en 1842, les douleurs du côté du foie sont presque incessantes, c'est-à-dire qu'il y a des alternatives de repos et de souffrance; mais, à cette époque, il survint une jaunisse fort intense, pour laquelle on conseilla des bains, des boissons alcalines, ainsi que des applications de sangsues sur la région hépatique. Cette jaunisse, après avoir duré deux mois, eut pour résultat un engorgement considérable du foie, qui jusque-là, avait été peu apparent.

Depuis 1842, les attaques ou coliques hépatiques apparaissent tous les trois ou quatre mois, et durent souvent quinze jours; elles sont toujours plus violentes à l'époque du printemps. C'est après avoir essayé, en 1847, les eaux de Vichy, et s'en être bien trouvé, que le malade se décide à faire une saison régulière. En 1848, il se rend à Vichy au mois de juillet. Il n'avait pas eu de coliques depuis le 12 mai, c'est-à-dire depuis environ deux mois. A son arrivée, le foie dépassait de quatre travers de doigt les fausses côtes; il était très-sensible à la pression, et son développement considérable rendait la respiration de ce côté fort gênée, et insupportable toute espèce de lien sur cette région. Le lendemain de son arrivée, M. B. est mis à l'usage de l'eau de la Grande-Grille, dont il prend, en moyenne, de six à huit verres par jour, ainsi qu'un bain. Après un mois de traitement, il quitte Vichy : la sensibilité du foie a complétement cessé, son volume est diminué de moitié, les forces physiques, au dire du malade, sont revenues à leur état normal, et les digestions sont parfaites.

Un an environ après, le 10 mai, son médecin ordinaire m'écrivit que M. B., « atteint d'engorgement du foie avec coliques hépatiques, n'avait plus de douleurs, et que l'engorgement était à peu près dissipé. »

Dans les engorgements simples du foie, sans coliques hépatiques, le relevé numérique, après

l'épreuve du temps, indique que sur cent individus, par exemple, quarante-cinq sont guéris,
quarante améliorés, et quinze seulement n'ont
obtenu aucune amélioration.

Calculs hépatiques ou biliaires.

Dans cette maladie, on doit admettre d'abord
une prédisposition individuelle. Pour établir ses
caractères spéciaux, il faudra se reporter à ce qui
a été dit aux coliques hépatiques, car les coliques
calculeuses, avons-nous dit, n'en diffèrent que par
la présence, dans les vomissements ou dans les
garde-robes, de produits concrétionnés, composés
de cholestérine et de matière colorante de la bile
réunis par du mucus. Les proportions de ces éléments varient beaucoup; tous sont solides, et
brûlent en produisant des jets de lumière, à la
manière et avec l'odeur des corps gras. Ils sont de
diverses dimensions, depuis une tête d'épingle
jusqu'à la grosseur d'un œuf de poule.

Il faut dire cependant que chez les malades atteints de calculs du foie, le sentiment de pesanteur,
de gêne, de tension et d'anxiété du côté droit est
de plus longue durée, et qu'il survient le plus ordinairement des signes de fièvre avec jaunisse intense et souvent permanente, lorsque le calcul

séjourne dans les conduits biliaires ou a de là peine à s'en échapper.

Causes.— Toutes les causes qui sont de nature à rendre la bile plus épaisse ou à ralentir son cours sont évidemment propres à favoriser la formation des calculs biliaires. On remarque que les femmes sont plus exposées à cette maladie que les hommes, parce que chez elles les digestions sont moins actives, qu'elles sont plus sujettes à la constipation, qu'elles dorment davantage et font moins d'exercice.

L'âge mûr et la vieillesse y sont plus exposés que les enfants et les adolescents. On a remarqué, à la Salpêtrière, que des calculs se rencontraient fréquemment chez les femmes douées de beaucoup d'embonpoint. La vie sédentaire, le travail de cabinet, les tourments d'esprit, les aliments gras, favorisent cette affection, de même que les acides et les alcooliques, parce qu'ils renferment des propriétés coagulantes de la bile.

M. le docteur Fauconneau-Dufresne, dans son excellent *Traité de l'affection calculeuse du foie*, se demande, à cet égard, si le commencement de la formation des calculs hépatiques ne pourrait pas dépendre d'une réaction acide, puisque ces corps ont la propriété de précipiter de leurs dissolutions les éléments biliaires. Dans le traitement de cette affection, cet auteur, après avoir recommandé un régime doux, les légumes herbacés, beaucoup d'exercice et de temps en temps une purgation saline, préconise particulièrement les eaux de Vichy, parce que les alcalis, dit-il, en s'emparant de la matière grasse du sang, empêchent le dépôt de la bile, 'et quand ils sont pris en très-grande abondance, ils vont atteindre la matière colorante déjà formée et dissoudre le mucus, ce qui permet à la cholestérine et au calcul de s'échapper plus facilement. Une diminution d'un millième suffit quelquefois pour que le calcul s'échappe plus librement par les voies naturelles ; les eaux de Vichy agissent également en accélérant et en imprimant une plus grande activité à cette humeur, comme aussi en modifiant chimiquement la bile elle-même, ou les concrétions dans leur nature. Pour se préserver de la formation de nouvelles concrétions, il faudra faire usage de boissons délayantes et alcalines, afin de tenir la bile liquide, diminuer la proportion de viande et surtout des corps gras, en les remplaçant par des légumes herbacés. La prédominance de la cholestérine ou matière grasse dans les calculs indique l'avantage du régime végétal, à l'exclusion des matières grasses ou animales.

Il sera également utile de prendre de temps en

temps des bains alcalins, ainsi que quelques laxatifs légers pour prévenir l'épaississement de la bile.

La connaissance exacte de toutes ces causes déterminantes devra servir aux malades pour les guider dans la conduite qu'ils auront à tenir, s'ils veulent, après le traitement suivi à Vichy, favoriser l'amélioration, ou consolider entièrement leur guérison.

L'observation suivante servira à démontrer la puissance des eaux à cet égard.

M. D., âgé de trente ans, d'un tempérament bilieux, était en Afrique depuis 1843, lorsqu'au mois de janvier 1845 il ressentit pour la première fois des coliques sourdes dans la région du foie, accompagnées de jaunisse. Au mois de juin suivant, mêmes coliques, plus intenses cette fois qu'au mois de janvier. En 1847, troisième crise. En 1850, enfin l'accès fut terrible ; il dura quarante heures, avec des douleurs excessivement aiguës dans les reins, ainsi que dans tout le côté droit du ventre, avec coliques générales, crampes d'estomac et vomissements biliaires. Quelques heures après que les douleurs eurent cessé, M. D., qui se trouvait dans un état d'anéantissement complet des forces, rendit par les selles plusieurs calculs biliaires de la grosseur d'un pois et à facettes ; il en rendit plusieurs autres dans le courant de

1851, mais alors sans beaucoup de douleur. Néanmoins la teinte ictérique de la peau n'avait pas disparu. Depuis l'apparition des premières coliques, ce malade avait fait usage à plusieurs reprises d'une foule de médicaments, tels que l'iodure de potassium, la graine de moutarde blanche, les purgatifs, le fiel de bœuf, le régime végétal, qui avait été indiqué par M. Piorry, et le remède de Durande; mais tout cela était resté sans effet. C'est après avoir éprouvé cette dernière crise, à la fin de la saison de 1851, que ce malade arrive à Vichy, présentant une augmentation du volume du foie, avec une extrême sensibilité à la pression. La peau était jaune, les digestions difficiles et les selles grisâtres. Après avoir pris trente bains et bu en moyenne de cinq à six verres d'eau de la Grande-Grille, M. D. quitte Vichy dans un état satisfaisant, mais non entièrement guéri.

Le 15 mai de l'année suivante, son médecin nous écrit de Paris que ce malade n'a plus souffert depuis sa cure de Vichy, et que la jaunisse a disparu.

Le relevé statistique démontre que, dans cette affection, sur une proportion de cent malades, soixante sont guéris, vingt et un améliorés et dix-neuf n'éprouvent aucun changement notable dans leur état.

Affections de la rate.

Je ne rapporterai pas ici non plus les nombreuses observations concernant les malades atteints d'affections de la rate, qui se présentent tous les ans à l'hôpital militaire, venant de l'Afrique ou des pays marécageux. La vertu des eaux sur ces affections est évidemment la même qu'à l'égard de celles du foie, c'est-à-dire fondante et résolutive ; avec cette différence toutefois que les résultats de guérison, toutes choses égales d'ailleurs, sont moins nombreux et plus difficiles à obtenir que dans les maladies du foie.

Mais ce qui nuit surtout à la résolution complète des engorgements de la rate, ce sont les retours fréquents et plus ou moins prononcés des accès de fièvre. J'ai vu ces accès faire reparaître, à la fin de la cure, des engorgements que les eaux avaient dissipés. C'est pourquoi il ne faudra pas craindre d'administrer les préparations de quinquina aux fébricitants en même temps que les eaux; il faudra aussi qu'elles soient prises principalement en boisson, attendu que les bains favorisent le retour des accès.

Si cependant la fièvre ne revient pas, il est à

peu près certain que l'engorgement qui en est la suite, s'il n'est pas trop ancien ni trop volumineux, disparaîtra, par l'effet des eaux, avec plus de facilité que ceux qui dépendent de toute autre cause.

Ce qu'il y a de remarquable ici, comme dans la plupart des malades qui viennent à Vichy, c'est que l'état général s'améliore encore, bien que la rate reste dans le même état d'engorgement.

Il est admis aujourd'hui que l'engorgement de la rate est dû au sang qui s'est déposé dans les interstices de cet organe pendant la durée des accès. Le docteur Beau pense que le sang altéré par l'infection paludéenne frappe d'atonie et de relâchement le tissu contractile de la rate, l'élément vasculo-aréolaire, ainsi que la membrane d'enveloppe. Quant à l'élément glandulaire, il est comme fondu dans le tissu induré. Ce mode d'altération indique naturellement tous les avantages qu'on peut retirer de l'emploi des eaux de Vichy, attendu qu'en facilitant la circulation du sang, elles favorisent en même temps son retour dans le torrent de la circulation générale.

Le traitement dans les obstructions de la rate, comme dans les maladies du foie, doit être prolongé pour que les eaux puissent agir avec efficacité, comme s'il s'agissait d'un état cachectique.

Ces engorgements, de même que ceux du foie, s'accompagnent presque toujours d'hydropisie ascite et d'œdème plus ou moins considérable ; il existe parfois aussi du côté de la peau une teinte terreuse et ictérique ; et la marche après les repas augmente toujours les douleurs spléniques. Il est rare du reste que cet engorgement ne coïncide pas avec celui du foie, par suite de la solidarité qui existe entre ces deux organes.

Causes. — Les causes des maladies de la rate sont encore peu connues ; néanmoins, on ne peut révoquer en doute les effets produits sur cet organe par les accès de fièvre intermittente, et le séjour dans des localités marécageuses et des pays chauds ; cette altération se fait remarquer surtout à la suite des fièvres provenant des pays où cette maladie est endémique, comme l'Afrique, La Rochelle, ou les environs de Rome.

Les malades de cette catégorie ne doivent pas ignorer que, d'après la connexité et les rapports intimes qui existent entre la rate, le foie et l'estomac, les causes qui influent sur ces derniers organes doivent agir sur elle d'une manière plus ou moins fâcheuse. Ils devront donc s'appliquer à éviter toutes les causes qui, comme nous l'avons vu plus haut, peuvent affecter ces organes, celles surtout qui sont de nature à rappeler les accès de fièvre, s'ils veulent, après avoir fait usage des eaux, soutenir ou rendre complète la guérison obtenue. Ils auront soin également de porter une ceinture de flanelle pour maintenir la rate, et de manger peu à chaque repas.

• L'observation suivante démontrera mieux encore ce qu'on peut espérer de la puissance des eaux dans cette maladie.

Engorgement de la rate, suite de fièvres intermittentes. — M. C., après un séjour de cinq ans en Afrique, était malade depuis dix-huit mois par suite de diarrhées ou de fièvres intermittentes ; les accès avaient cessé depuis six mois environ avant son arrivée à Vichy, le 15 juillet 1847. Ce malade, âgé de vingt-six ans, est d'un embonpoint satisfaisant ; mais son ventre est très-volumineux, par suite d'un engorgement considérable de la rate, qui déborde les fausses côtes de quatre à cinq travers de doigt. Cette partie du ventre est très-douloureuse à la pression ; la marche et la respiration en sont également gênées. L'estomac étant très-fatigué, il boit pendant les quinze premiers jours à la source de l'Hôpital, et le reste du temps, à la Grande-Grille ; la dose d'eau est élevée progressivement à six verres par jour, avec un bain. Après un repos de quelques jours, vers les deux tiers du traitement, ce malade quitte Vichy, le 23 août, après avoir obtenu une grande amélioration. Le volume du ventre est bien diminué, mais on sent encore la rate indurée en dehors des fausses côtes ; cette région n'est plus douloureuse à la pression ; la marche et la respiration sont tout à fait libres, et l'état général est on ne peut plus satisfaisant.

L'année suivante, je recevais de son médecin la lettre suivante :

« C., traité à Vichy pour une hypertrophie « considérable de la rate, contractée sous le cli- « mat d'Afrique, est revenu complétement guéri, « et sa guérison s'est maintenue jusqu'à ce jour, « 20 mai 1848. »

Le résultat des guérisons est ici moins satisfaisant que dans les maladies du foie, puisque sur une moyenne de cent malades, la proportion est de trente-sept guéris, quarante-cinq soulagés et dix-huit restés dans le même état.

Du côté de la rate, mais plus ou moins améliorés dans leur ensemble, comme maladie générale dans les affections de la rate compliquées ou non d'engorgement du foie, on remarque presque toujours, pour peu que la rate soit engorgée depuis un certain temps, des épanchements séreux plus ou moins considérables du ventre ou des extrémités inférieures. Ce phénomène accompagne et caractérise presque toujours cet état auquel on donne le nom de cachexie paludéenne. Dans cette diathèse, les fonctions sont particulièrement abaissées dans leur dynamisme physiologique ; il y a aussi une viciation générale des humeurs, une altération profonde de la nutrition, avec diminution de la plasticité du sang, perte des globules rouges et augmentation des globules blancs, altération que l'on a désignée sous le nom de *leucocythémie*. Cet état s'accompagne le plus ordinairement d'abondantes hémorrhagies passives, sous-cutanées ou nasales ; les membranes muqueuses de la bouche et des gencives sont molles et à peine colorées; il existe également un dérangement plus ou moins apparent des fonctions digestives, d'où résulte, secondairement, cette altération du sang avec toutes les conséquences pathologiques dont nous venons de parler.

L'opinion générale des médecins est que dans ces sortes d'affections, là où le lymphatisme scorbutique domine, l'usage des alcalis doit être plus nuisible qu'utile. Cette opinion peut être vraie toutes les fois que la détorioration de la constitution est

le produit direct de l'indolence ou d'un travail
morbide du tempérament lymphatique; mais il
n'en est pas de même, comme nous allons le voir
par l'observation suivante, à laquelle nous pourrions en ajouter beaucoup d'autres, lorsque cet
état morbide général est le résultat du séjour dans
un climat malsain, ou de digestions incomplètes,
d'aliments de mauvaise nature, de souffrances
organiques dépendantes d'une maladie de la rate,
du foie ou du système ganglionnaire, comme aussi
de fièvres intermittentes rebelles, qui ont amené
cet état de débilité de l'organisme. Dans ces
cas, les eaux alcalines de Vichy, ferrugineuses ou
autres, rétablissent les forces organiques bien
loin de les diminuer, en modifiant l'état morbide, en réveillant l'ensemble des fonctions digestives et assimilatrices, dont le mauvais état,
quelle que soit d'ailleurs la nature de l'affection
primitive, amène toujours le développement des
diathèses morbides. De même aussi, c'est le remède altérant spécifique le plus favorable pour
détruire les effets toxiques de ce ferment mias-
matique paludéen dont la présence dans le sang,
quelque minime qu'elle soit, empêche constamment le retour complet des malades à un état
parfait de santé. Les eaux agissent, dans ces cas,
de la même manière que les végétaux frais dans

le scorbut, ou les préparations mercurielles ou iodurées dans d'autres affections.

Observation. — M. V., âgé de vingt-huit ans, constitution lymphatique, a été atteint plusieurs fois de fièvres intermittentes pendant un séjour de cinq ans en Afrique. A la suite de ces fièvres, la rate s'engorge, le ventre augmente de volume et de la sérosité ne tarde pas à s'y manifester, de telle sorte que le malade finit insensiblement par ne plus pouvoir boutonner ses habits. La durée de la maladie, l'usage des médicaments, l'influence du climat ayant détruit sa santé, M. V. rentre en France, et arrive à Vichy en 1848 dans un état très-fâcheux. Pendant sa cure, qu'il fait très-péniblement, à la dose de trois à quatre verres d'eau par jour et un bain tous les deux jours, il est pris, vers le douzième jour du traitement, d'hémorrhagie passive, qui se déclare à travers une ulcération légère d'une glande cervicale en suppuration. C'est avec la plus grande peine qu'on vient à bout d'arrêter le cours du sang, qui s'échappait à chaque instant, malgré l'application des moyens hémostatiques les plus énergique ; la quantité de sang perdu pouvait être évaluée à un demi-litre environ.

Remis de cet accident, ce malade plein d'énergie morale reprenait les eaux, mais en boisson seulement, lorsque huit jours après il est pris de nouveau d'hémorrhagie nasale; le sang rendu cette fois pouvait être évalué à un litre, et ce n'est qu'après avoir pratiqué le temponnement qu'on parvient enfin à se rendre maître de l'écoulement. Cette hémorrhagie nasale s'était déclarée une autre fois, deux mois avant de quitter l'Afrique.

Toutes ces pertes de sang rendaient la position du malade de plus en plus grave : néanmoins, et malgré ma recommandation de cesser tout traitement après des résultats aussi fâcheux, M. V. ne se décourage pas, il prend encore les eaux pendant quinze jours, puis il quitte Vichy pour retourner dans sa famille, après avoir bu les eaux pendant trente-cinq jours, dans la position la plus critique, laissant par conséquent peu d'espoir de guérison. Cependant, il nous arrive de nouveau à Vichy au mois de juin 1849, dans l'état suivant : maigreur générale, face blême, terreuse, subictérique, traits tirés et amaigris, fièvre lente, cent pulsations par minute, langue naturelle, gencives molles à peine colorées, ventre douloureux, rate volumineuse occupant les deux tiers de l'hypochondre {gauche, ascite considérable, jambes infiltrées, taches hémorrhagiques disséminées sur cette partie du corps; selles régulières, appétit médiocre. « Les eaux, nous dit ce malade, m'ont fait le plus grand bien ; je ne pouvait pas digérer l'année dernière, et depuis lors mes digestions sont passables, c'est pourquoi je reviens. » L'hémorrhagie nasale avait reparu six mois après avoir quitté Vichy.

Le lendemain de son arrivée, le 27 mai 1849, M. V. boit les eaux de l'Hôpital, qu'il élève jusqu'à la dose de huit verres par jour, et prend un bain tous les deux jours.

Le 6 juin, dix jours après, mieux sensible, les forces se réveillent. Le 15 amélioration encore plus grande : le ventre diminue ; l'appétit est bon et les digestions faciles. Enfin M. V. quitte Vichy après trente-huit jours de traitement, dans un état très-satisfaisant, la rate, les sérosités et les plaques hémorrhagiques ont considérablement diminué.

Ce malade revient encore en 1850 pour faire une troisième cure, toujours dans des conditions meilleures, et, en 1851, son médecin nous écrit de Tours, le 2 mai, que M. V. « a obtenu une « guérison complète, malgré la détérioration de « sa santé avant l'usage des eaux de Vichy. »

Engorgement de la matrice.

Il arrive presque toujours que les engorgements de la matrice ou du col se forment d'une manière lente, progressive et insensible, ce qui fait que souvent les femmes ne s'aperçoivent de cette maladie que longtemps après qu'elle s'est déclarée. D'autres fois, des douleurs plus ou moins vives viennent signaler le début de l'affection ; mais quelle est sa nature, comment s'opèrent ces sortes d'engorgements ? La réponse n'est pas toujours facile ; je citerai, à ce sujet, l'opinion émise par M. le professeur Andral : « Tous les engorgements, dit cet auteur, sont formés par une matière concrète déposée dans les mailles et les interstices du tissu malade, laquelle est formée par le sang. »

La nature de l'affection nous indique évidemment que c'est à l'action des fondants et des résolutifs qu'il faudra s'adresser pour la combattre ; et, sous ce rapport, les eaux de Vichy remplissent pleinement cette indication ; il faudra seulement que l'application en soit faite aussitôt l'apparition des signes de l'engorgement, sans attendre qu'une dégénérescence cancéreuse ou squirrheuse se soit déjà manifestée. La quantité d'eau administrée devra être assez élevée pour saturer complétement l'acidité des humeurs ; mais comme l'estomac pourrait se fatiguer, j'ai pensé qu'on pouvait prévenir cet inconvénient par l'usage des lavements, lesquels, s'ils sont gardés, agissent comme des bains internes et procurent des effets d'une grande puissance.

La guérison des engorgements est toujours subordonnée à l'ancienneté ainsi qu'à l'étendue du mal ; c'est pourquoi ceux qui sont récents et de nature purement inflammatoire se réduiront plus facilement que ceux qui datent d'un grand nombre d'années, ou qui se sont développés sous une influence diathésique cancéreuse ou squirrheuse, lesquels sont généralement réfractaires à l'action des eaux. Cependant il n'est pas rare de voir les malades de cette catégorie obtenir quelque soulagement, et, souvent aussi, un arrêt de développement dans la marche de la maladie.

Causes. — Parmi les causes qui peuvent développer les engorgements de la matrice, les plus nombreuses paraissent se rattacher à la cessation ou à la diminution du flux menstruel. C'est alors que les femmes menacées d'engorgement se plaignent de malaises, de pesanteurs, avec chaleur vers la matrice ; c'est aussi vers cette époque que les règles, après avoir cessé depuis plusieurs mois, reparaissent souvent, avec plus ou moins d'abondance, sous l'influence des eaux de Vichy. A cette cause d'engorgement par suppression du flux sanguin, on doit ajouter les grossesses nombreuses, les accouchements laborieux, l'abus des rapports sexuels, les avortements pénibles, les chutes, les efforts, ou les commotions qui portent leur action sur la matrice, afin les inflammations aiguës directes.

Engorgement des ovaires.

Si l'engorgement a son siége dans les ovaires, et qu'il dépende d'une violente inflammation ou d'un état congestionnel, on pourra compter aussi sur des effets plus ou moins salutaires. Mais si ces tumeurs tiennent à des liquides épanchés dans l'intérieur de ces organes, à des hydropisics enkystées, à une dégénérescence squirrheuse, à des polypes, il est évident que les eaux de Vichy ne pourront avoir aucune efficacité, ou du moins que cette efficacité sera fort douteuse.

Il faut, en général, pour que des maladies aussi graves offrent quelques chances de succès, prolonger l'usage des eaux et y revenir plusieurs années de suite, sans se décourager par la longueur du traitement ; parce que les remèdes, dans les maladies de cette nature, ne peuvent agir efficacement qu'autant qu'ils sont administrés avec persévérance, pendant un temps plus ou moins long.

Causes. — Parmi les causes prédisposantes des inflammations ou engorgements qui peuvent se développer dans les ovaires, on a signalé particulièrement la lecture des livres qui portent les idées sur des sujets lascifs ; un mariage vivement désiré et non accompli ; l'avortement répété ; la cessation de la sécrétion laiteuse ; l'excès ou la privation des rapports sexuels.

Disons encore ici que ce n'est qu'en s'observant bien sur les causes qui auront pu contribuer à les rendre malades, que les femmes trouveront, après avoir fait usage des eaux, la consolidation des effets plus ou moins salutaires qu'elles auront pu y recueillir. (Voir sur cette maladie l'observation qui s'y rapporte, au chapitre *Lavements.*)

Le résultat des observations de ce genre n'ayant pu être contrôlé d'une manière exacte, nous devons nous abstenir d'en faire mention.

De la goutte.

L'effet des eaux minérales de Vichy contre l'affection goutteuse a été considéré jusqu'à présent de diverses manières : les uns approuvent leur emploi, et les autres le condamnent. Etranger aux deux opinions qui règnent depuis longtemps, je vais essayer, par l'analyse des phénomènes physiologiques et pathologiques qui caractérisent cette maladie, ainsi que par l'examen approfondi des moyens qui, jusqu'à présent, ont obtenu le plus de succès dans son traitement, de détruire cette incertitude désespérante pour les malades, et de reconnaître enfin ce que ces théories ont de fondé, abstraction faite des faits favorables ou nuisibles fournis à l'appui de chaque système en particulier.

Je passerai rapidement, puisque je n'ai pas à traiter ici de la goutte, sur la nature, les causes et les symptômes de cette affection, pour mieux approfondir les conclusions que nous devons en tirer concernant les résultats du traitement.

Cependant, quelques considérations générales sur les causes et la nature de la goutte doivent précéder cet exposé, afin d'éclairer l'opinion des

malades sur la valeur du traitement alcalin. A
cet effet, je dirai, avec beaucoup d'autres médecins, que la goutte n'est point une maladie locale
qui, établie sur un point, parcourt toutes ses
périodes sans laisser aucun germe capable d'en
provoquer le retour, mais bien une affection
générale qui, à une époque ordinairement périodique, se porte tantôt sur un point, tantôt sur un
autre, pouvant, dans sa mobilité, affecter tous les
organes, bien que son siége de prédilection soit
les petites articulations des pieds ou des mains,
et, en particulier, le gros orteil. C'est dire que
cette maladie joue le rôle de toutes les affections
que nous appelons constitutionnelles, telles que
la scrofule, la syphilis.

Nature. — La nature de la goutte est et sera
toujours difficile à bien préciser. Est-elle inflammatoire, comme la pneumonie? Non, car les
antiphlogistiques ne la guérissent pas. Est-ce
une maladie spécifique qu'on puisse isoler, comme
la syphilis, le virus vaccin? Pas davantage. Est-
ce une affection nerveuse? La réponse sera tout
aussi négative, puisque l'analyse des organes
atteints, au moment de l'accès, indique que ce
sont les tissus fibreux et les vaisseaux capillaires
de la périphérie du point malade qui seuls sont
affectés.

En résumé, la seule opinion qu'on puisse se former à ce sujet, c'est que la goutte dépend d'une affection générale, liée à un état particulier inconnu ; à un vice dans le sang, héréditaire ou acquis ; ou bien encore à une modification de la nutrition, à une sorte de diathèse azotée, disposition particulière, comme le dit le célèbre Barthez, de la constitution à produire un état spécifique goutteux dans les solides et les humeurs.

M. le professeur Andral, dans son *Cours de pathologie interne*, publié par M. A. Latour, s'exprime ainsi au sujet de la goutte : « Nous adoptons les opinions des médecins, qui consistent à considérer la nature de la goutte comme double, en quelque sorte, et formée de deux éléments : l'un inflammatoire, ayant son siége dans le tissu fibreux ; l'autre plus général, résidant dans le sang altéré *par la présence de l'acide urique*, qui vient se déposer autour des articulations. »

La coexistence de l'acide urique avec la goutte a été remarquée, d'ailleurs, par tous les auteurs ; Sydenham, Morgagni ont dit aussi que la goutte engendrait des calculs rénaux. Mais ce qu'il y a de remarquable sous ce rapport, c'est que la majeure partie des goutteux sont, en naissant, en même temps graveleux ; de même, on a vu des parents goutteux donner naissance à des enfants graveleux, et des parents graveleux à des enfants goutteux.

Ce qu'il y a de positif dans toutes ces opinions, c'est que la goutte donne lieu à un travail morbide, affectant spécialement les articulations des pieds, et comme caractère essentiel de déposer au pourtour des jointures une matière saline d'uraté de soude et de chaux. On remarque aussi que les sueurs sont très-acides et les urines très-chargées d'acide urique, acide qui augmente dans cette maladie de soixante-neuf à cent douze millièmes, ce qui fait presque le double : il est donc permis d'admettre, jusqu'à ce que des faits ou des théories plus positives viennent prouver le contraire, que la diathèse goutteuse réside dans la prédominance d'un excès d'acide urique dans les liquides de l'organisme, sans quoi on ne pourrait se rendre compte de la formation des dépôts tophacés d'acide urique. Ce qu'il y a de remarquable en outre, c'est qu'il existe des substances qui provoquent la goutte, fournissant au sang les matériaux qui peuvent produire cet excès d'acide, tandis que d'autres ne se prêtent nullement à l'excrétion de ce produit. Dans le premier cas se trouvent les aliments azotés et les liqueurs alcooliques, et dans le second ; les végétaux , le colchique, les feuilles de frêne et les boissons alcalines.

Causes. — Quant aux causes de la goutte, nous voyons bien les conditions au milieu desquelles elles se développent le plus ordinairement; mais il n'est pas rigoureusement possible de les indiquer d'une manière certaine, attendu que l'observation journalière vient souvent donner un démenti formel aux hypothèses que l'on a émises. C'est pourquoi, pour ne pas nous perdre dans une énumération trop vague des causes déterminantes, nous dirons, après avoir admis, comme point essentiel, la prédisposition individuelle, que l'usage d'une nourriture trop succulente, fortement animalisée, l'abus des boissons alcooliques, les excès dans les plaisirs de l'amour, par l'affaiblissement qu'ils impriment au système nerveux, les travaux de l'esprit, une vie sans exercice, des veilles prolongées, les passions violentes et les chagrins, sont les principales causes ou conditions qui font éclore le germe du principe goutteux, ou bien qui l'engendrent chez les personnes qui, en venant au monde, n'en portaient point les éléments primitifs dans le sang. On donne à cette dernière espèce le nom de goutte acquise, tandis que la première est appelée goutte congéniale ou héréditaire.

Ce qui tendrait à prouver que ce sont là les

causes véritables de l'affection goutteuse, c'est qu'on ne voit pas de goutteux chez les pauvres, car ceux qui se nourrissent de pain d'orge sont peu sujets à cette infirmité. Brown, à ce propos, a dit, avec raison, que les enfants des riches héritent de la goutte avec la fortune ; mais qu'ils soient déshérités, ils ne l'auront point, à moins qu'ils ne la gagnent en s'exposant aux causes qui la produisent. D'après ce que nous venons de voir, trois choses, en résumé, peuvent donner la goutte : la table, les plaisirs et l'oisiveté.

Cette affection ne se manifeste guère que vers l'âge de quarante ans, alors que le corps est arrivé à la fin de sa croissance. Les enfants et les eunuques n'en sont point atteints ; elle est beaucoup plus rare chez les femmes que chez les hommes, à cause surtout des évacuations mensuelles, mais plus encore, il faut le dire, en raison de leur sobriété. Cette dernière considération explique également l'absence de la goutte chez les habitants des pays chauds, à laquelle il faut joindre l'influence des transpirations abondantes que la chaleur du climat provoque continuellement ; ces sueurs favorisent, comme un bienfait de plus, la sortie de l'acide urique.

On a admis en outre comme causes de la goutte certaines dispositions physiques : il fallait, par exemple, disait-on, avoir la tête grosse et de l'embonpoint, une graisse molle et humide; une constitution pléthorique, succulente, comme disait Sthal. Mais comme il n'est pas rare de voir des personnes maigres en être affligées, cette opinion ne peut être fondée.

Formes. — On divise la goutte en goutte *aiguë* et en goutte *chronique.*

La première est appelée *inflammatoire, articulaire, régulière* ou *fixe,* à cause de la régularité qu'elle met à parcourir toutes ses périodes. Les accès ou attaques ont une durée qui varie de quelques jours à un mois ou six semaines; ils ne paraissent, dès le commencement, qu'à de longs intervalles, un an et quelquefois plus tard.

Mais si les accès se répètent plus souvent, ils cessent d'être aigus pour passer à la seconde forme, et prendre le nom de goutte *chronique.* Dans ce cas, les douleurs apparaissent une ou deux fois par an, mais ordinairement, au bout d'un certain temps, les attaques se rapprochent davantage; dès lors, les articulations affectées deviennent faibles et sensibles; l'empâtement, qui autrefois disparaissait entièrement après l'accès, ne se dissipe plus aussi complétement; les attaques sont moins douloureuses, mais elles durent plus longtemps, et ne laissent souvent qu'un ou deux mois de ré-

pit, ordinairement pendant l'été. Il arrive aüssi
que chez quelques personnes les douleurs ne disparaissent jamais entièrement : c'est alors qu'on
voit se former autour des articulations des concrétions tophacées, composées d'urate de soude,
d'une petite quantité d'urate de potasse, de
chaux et de chlorure de sodium, concrétions qui
déforment les pieds et les mains, usent les tissus
en les entourant de leur dépôt, et qui, après avoir
rendu les mouvements articulaires difficiles, finissent bientôt par amener l'ankylose ou la soudure
des articulations malades.

La goutte chronique a une grande tendance à
se déplacer, en se portant d'une articulation sur
une autre ; on l'appelle alors goutte *irrégulière*.
Mais si elle abandonne les articulations pour se
porter sur un des organes intérieurs du corps, la
tête, la poitrine, le cœur, l'estomac ou les intestins, elle prend le nom de goutte *viscérale* ou
goutte *remontée*.

Il existe encore une autre forme de goutte chronique, appelée goutte *larvée* ou *masquée;* celle-
ci a des caractères plus difficiles à saisir que les
précédentes : elle n'a point de siége fixe ; quelquefois le malade est pris tout à coup d'une douleur vive dans un des organes dont nous venons
de parler. Mais si cette douleur subite coïncide

avec un accès de goutte articulaire, et que celui-ci diminue pendant que le déplacement s'opère, la nature de la maladie sera facile dès lors à saisir, car il est à peu près certain qu'on aura affaire à une goutte *larvée* ou *masquée*. D'autres fois, elle apparaît subitement, sans que rien dévoile sa véritable nature. C'est pourquoi il ne faut jamais perdre de vue le principe goutteux dans toutes les affections qui se déclarent spontanément chez les individus nés de parents goutteux ou atteints de goutte acquise.

Je dois ici compléter cette instruction en indiquant les symptômes principaux qui caractérisent une attaque de goutte régulière, afin qu'on puisse la distinguer du rhumatisme articulaire. Cette attaque ou accès commence ordinairemeut par un malaise général : insomnie, inquiétudes, ennui, irritabilité de caractère. Au bout de quelques jours, il se développe, pendant la nuit, sur l'une des articulations du pied, le plus souvent sur le gros orteil, une douleur rongeante, tensive, brûlante, avec gonflement de la partie malade. Le mal peut rester pendant toute l'attaque sur la même articulation ; on le voit aussi souvent se déplacer pour sé porter subitement sur l'articulation du membre opposé. La fièvre qui se déclare dans les premiers jours est toujours en rapport avec l'intensité de l'accès, se calme vingt-quatre heures après, vers le lever du soleil, grâce à une abondante sueur, pour reprendre ensuite pendant la nuit.

Dans cet intervalle, les urines sont rares, enflammées, épaisses et sédimenteuses ; l'appétit se perd, l'estomac est gonflé, le ventre est resserré ; le malade éprouve de la pesanteur et des inquiétudes dans les différentes parties du corps. Cet état dure jusqu'à ce que la maladie se trouve emportée par la transpiration, par des urines abondantes ou d'autres évacuations. Tels sont les symptômes que l'on remarque le plus ordinairement dans l'état aigu et régulier de la goutte. S'il se prolonge, si les accès deviennent irréguliers, la maladie prend alors, comme nous l'avons dit plus haut, le nom de goutte chronique.

Considérations spéciales sur le mode d'action des eaux de Vichy dans le traitement de la goutte.

Avant d'examiner cette action spéciale, il convient, je pense, de jeter un coup d'œil rapide sur les divers moyens employés pour guérir l'affection goutteuse, ceux du moins qui ont joui jusqu'à présent d'une certaine réputation. C'est ainsi que les

médecins de toutes les époques ont été d'avis
d'employer premièrement, pour le traitement général : les sudorifiques et les diurétiques, puis
les altérants, c'est-à-dire les médicaments qui,
administrés à des doses faibles, ont la propriété
de changer d'une manière insensible, et sans
provoquer d'évacuations successives, l'état des solides et des liquides du corps ; secondement, pour
traitement local, sur la partie malade, comme
simples calmants : les liniments camphrés et
opiacés, l'extrait de belladone, le chloroforme,
les fumigations aromatiques ou bien avec les
feuilles de tabac ou de laurier-cerise, les topiques
émollients, laudanisés ; l'application de la flanelle, du taffetas ciré, des peaux de cygne ou de
lapin.

Après avoir énuméré l'ensemble de tous les
moyens admis comme base de traitement pour
guérir la goutte, il est important d'examiner à
présent si les eaux de Vichy ne réunissent pas les
conditions essentielles pour arriver au même résultat, si elles ne renferment pas, en un mot, les
propriétés générales attachées aux médicaments
antigoutteux employés anciennement.

1° Comme sudorifiques. Mes expériences prouvent que sous ce rapport, surtout quand elles
sont prises sous forme de bains, elles favorisent

considérablement la transpiration cutanée, bien mieux encore que la bourrache, le sureau, la salseparelle ou le gaïac, que l'on emploie journellement dans ce but.

2° Comme diurétiques : eh bien, les mêmes expériences démontrent également que ces eaux provoquent une accélération de la sécrétion urinaire, phénomène plus énergiquement excité que par le nitre et le chiendent, que l'on fait prendre habituellement aux goutteux.

Le colchique, qui constitue la partie active des pilules de Lartigue ou du sirop de Boubée, n'agit à dose modérée, telle qu'elle existe dans ces préparations, qu'à titre de sédatif ou de calmant.

Mais il ne faut pas perdre de vue que son action, comme celle de tous les remèdes de ce genre, n'est que palliative et purement temporaire, laissant, comme l'avait déjà observé Scudamaure, après avoir fait disparaître l'accès, le germe de la maladie dans le corps, ce que ne fait pas l'eau de Vichy, qui agit directement sur le vice ou principe goutteux.

3° Quant à la médication altérante, la seule qui puisse avoir une valeur positive dans le traitement de la goutte, les eaux de Vichy ne laissent rien à désirer sous ce rapport, car elles renferment une réunion de médicaments spéciaux qui

ne permettent pas de révoquer en doute cette action thérapeutique. Il suffira, à cet égard, de jeter
un coup d'œil sur les éléments constitutifs des
eaux, pour voir que les substances qu'elles renferment sont journellement employées comme dé-
puratives, à l'effet de corriger les vices constitutionnels, telles sont l'iode, l'arsenic, le brome, le
manganèse et le fer, et cela dans les proportions
précisément les plus favorables à ce mode d'opérer, c'est-à-dire à faibles doses : c'est ainsi
qu'elles déterminent cette modification vitale qui
se traduit par des changements plus ou moins per-
sistants de circulation et de dépuration imprimés
au sang, ainsi qu'à nos humeurs viciées. Mais ici
l'agent le plus important dans cet ordre de médicaments est, sans contredit, le bicarbonate de
soude, avec cette différence toutefois qu'il n'agit
pas seulement par une action spécifique, comme
le mercure sur le virus syphilitique, mais bien
par son action chimique, organique et vitale. Les
alcalis, disent MM. Trousseau et Pidoux, occupent
la première place dans la médication dépurative
altérante, car ils modifient le sang, et, par suite,
nos organes et nos humeurs ; ils l'atténuent sans
excitation préalable, comme les antiphlogistiques, avec cet avantage que les effets produits
sont bientôt assimilés ou éliminés par les sécré-

tions naturelles. Ces divers phénomènes de l'action des alcalis nous démontrent également que le traitement de la goutte par les eaux de Vichy n'est pas un traitement perturbateur, et qu'il ne peut, par conséquent, la déplacer ni la faire avorter d'emblée. Ce qui prouve de la manière la plus positive que les malades ne peuvent être exposés à aucun danger par ce mode de traitement.

Il faudra seulement, pour que l'action soit assez énergique, que l'alcalinité des humeurs soit suffisamment marquée. Ce phénomène, étant bien constaté, donnera la preuve que l'eau a pénétré partout, et que l'acide urique des humeurs goutteuses a été complétement saturé.

La nature favorable des eaux de Vichy pour le traitement de cette affection étant mise hors de doute par l'analyse des phénomènes chimiques et physiologiques, voyons maintenant ce qu'il convient de faire pour retirer de ce moyen de guérison le meilleur résultat possible. Comme les goutteux qui se rendent à Vichy sont généralement atteints de goutte chronique, il est essentiel dans ces cas que les eaux leur soient administrées pendant longtemps, même après la saison, avec des intervalles de repos, car l'économie cesse d'être impressionnée par un même agent thérapeutique, comme aussi l'état physiologique se lasse et n'est plus réparé par une même alimentation continuée indéfiniment. Il est à considérer également que les remèdes, dans les affections constitutionnelles ou invétérées, n'agissent efficacement qu'autant qu'ils sont pris en petite quantité et continués pendant longtemps ; sans quoi on pourrait s'exposer à perdre tous les avantages qu'on aurait retirés de la cure. Les malades ne doivent pas oublier non plus que la goutte tend toujours à reparaître, de même que toutes les maladies qui tiennent à la constitution ; seulement, il ne faut pas abuser des eaux, ainsi que le font la plupart des malades, sans réfléchir qu'un remède assez puissant pour guérir peut aussi être très-puissant pour faire du mal. Mais malheureusement, et malgré toute la sévérité du traitement, les malades ne doivent pas toujours espérer une guérison radicale, pas plus qu'on ne peut compter sur le changement complet d'une mauvaise constitution, d'un vice congénital d'organisation ou d'une cause morbide incessante que l'on apporte en naissant : on peut bien la modifier, l'atténuer dans sa manière d'être, mais jamais la transformer complétement. Cependant l'observation prouve que les personnes qui ont fait usage des eaux de Vichy peuvent, en général, compter sur un grand soulagement dans l'intensité des symptômes, ainsi que sur l'éloignement des accès, dont l'intervalle est quelquefois de plusieurs années, sans que le malade éprouve les plus légères douleurs. Il faut dire aussi que les eaux alcalines préservent souvent, mais que cet avantage se perd plus ou moins vite avec le temps, et plus encore par l'inconduite des malades. D'autres fois ces eaux échouent complétement, parce qu'il y a des personnes qui sont plus ou moins rebelles à ce moyen de guérison, mais elles en retirent toujours un effet favorable sur la santé. Ce sont là seulement des exceptions à la règle générale. Quoi qu'il en soit, nous devons ajouter que le traitement de la goutte par les alcalis n'est pas nouveau, puisque Van-Swieten, Corbone, Falconnet et bien d'autres médecins en faisaient usage de leur temps, avant même qu'on eût découvert l'excès d'acide urique dans le sang et dans les humeurs des goutteux. On conçoit dès lors l'emploi judicieux du bicarbonate de soude, qui a pour effet d'entraîner cet acide par les urines, à l'état d'urate de soude.

Mais si, à cette époque, les malades n'obtenaient pas d'aussi bons résultats que ceux qu'on obtient aujourd'hui, c'est qu'ils n'insistaient pas suffisamment sur la durée du traitement.

Quelques conseils préalables me paraissent devoir être donnés aux malades qui arrivent à Vichy. Dans le cas où ils se trouveraient sous l'influence d'une goutte *larvée* ou *remontée*, il faudrait rappeler la goutte sur une des extrémités inférieures, par le moyen des révulsifs sinapisés. D'autre part, si un accès venait à se déclarer pendant la cure, ce qui arrive assez souvent, on pourrait continuer, mais avec modération, en buvant les eaux seulement, et ne prendre des bains que lorsque l'attaque serait entièrement dissipée et l'inflammation des parties malades apaisée, afin de ne réveiller ni d'entretenir la douleur des parties souffrantes.

Cette apparition des accès ne doit pas effrayer les malades, car elle est due souvent à l'excitation produite par les eaux, surtout prises sous forme de bains. Aussi, je crois préférable que, dans cette affection, le traitement ait lieu plus particulièrement sous forme de boissons, à moins que l'estomac des malades ne soit trop irrité, ou bien que les eaux ne soient pas tolérées, ce qui est rare, car cette tolérance est surtout remarquable parmi les goutteux.

Après les accès dont nous venons de parler, qui généralement sont de courte durée, on voit presque toujours les accidents goutteux se dissi-

per chez la plupart des malades, tels que l'état
œdémateux des pieds et des jambes, la ri-
gidité, la contracture des articulations ou des
tendons musculaires, ainsi que le sentiment de
douleur que fait éprouver la flexion dans les
divers mouvements articulaires; en sorte que
beaucoup de malades, qui, en arrivant, mar-
chaient avec une peine extrême, ont pu quitter
Vichy sans secours aucun, fléchissant librement
et sans douleur des articulations qui auparavant
étaient presque inflexibles. Toutefois, je n'ai pu
remarquer, il faut le dire, des effets aussi salutaires sur les concrétions tophacées. Anciennes,
ces altérations de la goutte chronique sont peu
accessibles à l'influence alcaline, surtout quand
elles sont parvenues à souder les articulations depuis longues années.

Hygiène des goutteux.

Les conseils hygiéniques indiqués plus loin
aux personnes qui doivent faire usage des eaux de
Vichy pourraient convenir également aux goutteux ; cependant, comme cette question fait partie
intégrante du traitement de la goutte, je crois
utile de tracer ici quelques règles générales, que

ces malades feront bien de suivre après avoir quitté Vichy.

Aliments.— La seule recommandation à faire aux goutteux, sous le rapport du régime, doit être formulée ainsi : *Point de privations excessives, mais aussi point d'excès.* C'est là, disons-le tout d'abord, la partie du traitement la plus essentielle, puisque tous ceux qui ont eu le courage de se soumettre à un régime sévère ont été, par ce seul fait, soulagés, et même, dit-on, guéris.

C'est pourquoi celui qui aura fait un usage quotidien de liqueurs alcooliques, même en petite quantité, ou de viandes trop succulentes, devra s'en abstenir ; car l'influence d'une semblable alimentation est d'autant plus nuisible, que les urines des goutteux déposent toujours, ou tout au moins pendant l'accès, de l'acide urique ; et ce qui prouve que cette alimentation est réellement nuisible, c'est que ce dépôt d'acide urique a lieu également chez les personnes qui ne sont pas goutteuses, toutes les fois que, la veille, elles ont fait un dîner copieux en substances animales, ou pris des liqueurs alcooliques, toutes choses qui diminuent l'alcalinité du sang.

Cependant, bien que le régime animal ne convienne point en principe, il ne faudrait pas se renfermer dans une nourriture exclusivement végétale ; un régime mixte, avec prédominance d'aliments de nature végétale, est celui que le goutteux doit adopter de préférence.

Les œufs, le chocolat et le laitage sont des substances qui sont parfaitement convenables aux goutteux. Le poisson seulement doit être pris avec modération, à cause de quelques propriétés excitantes qui sont peu favorables; tous les végétaux cuits, excepté ceux qui sont acides, sont utiles, surtout lorsqu'ils sont frais.

Il n'est pas nécessaire de se priver de vin : le vin de Bordeaux me paraît le plus convenable de tous. Le thé et le café légers peuvent être permis, s'ils n'excitent pas les nerfs.

La bière et le cidre doivent être rejetés, parce que ces boissons sont acides, et qu'il est reconnu en outre, qu'elles favorisent l'embonpoint, auquel les goutteux ne sont déjà que trop disposés.

Les acides sous toutes les formes sont particulièrement défendus; ils l'étaient scrupuleuse-semcnt déjà, ainsi que le vin, par l'école de Boerhaave. Il faut, à tout prix, que les goutteux empêchent la formation de l'acide urique, un des signes les plus saillants de l'altération de leurs humeurs. Il faudra qu'ils évitent avec le même soin les écarts de régime, car il est rare qu'ils ne provoquent pas, immédiatement après, le retour des accès ; et cela est si vrai, qu'on a vu la goutte revenir sous l'influence d'un repas trop succulent ou d'une boisson acide, comme la limonade, le vin, ou même des fruits.

Il est évident, dans tout cela, qu'en modifiant l'alimentation, on change aussi la nature des humeurs et la constitution individuelle.

Exercice. — « Goutte bien tracassée est à moitié pansée », a dit La Fontaine. Ce moyen de diminuer la goutte est reconnu aujourd'hui par tout le monde ; il a cet avantage que, par l'exercice, on favorise le jeu des articulations, la circulation et la transpiration. Mais, pour que l'exercice soit salutaire, il faut deux conditions : 1° qu'il n'aille pas jusqu'à la fatigue ; 2° qu'il soit fait tous les jours avec régularité, à pied, à cheval ou en voiture, s'il y avait impossibilité absolue de faire autrement. La chasse, exercice familier aux goutteux, a aussi ses inconvénients lorsqu'on la pousse jusqu'à la fatigue et qu'on s'expose au froid et à l'humidité.

Vêtements. — Il faudra que les goutteux portent de la flanelle sur la peau ; ce moyen a pour but de mettre les malades à l'abri des refroidissements, et de frictionner le corps d'une manière douce et continue, ce qui ne doit pas empêcher de pratiquer, de temps en temps, des frictions sèches sur toutes les parties du corps avec les mains, ou mieux encore avec une brosse.

Veilles et *passions*. — Les veilles, énervant le corps, amènent des palpitations nerveuses, et provoquent une excitation maladive; il en est de même des émotions morales, qui ont pour résultat de jeter le trouble dans les fonctions digestives, et de multiplier ainsi les matériaux de l'affection goutteuse. Il faudra, par conséquent, les éviter autant que possible.

Mais hâtons-nous de dire que ce sont là de ces recommandations que les goutteux précisément n'observent guère, bien qu'ils soient prévenus que tout ce qui tend à augmenter la prédominance du système nerveux a une influence marquée sur le retour des accès. L'impressionnabilité des malades dans cette affection est si facile à mettre en jeu, que Guy-Patin disait, en parlant des goutteux : « Quand ils ont la goutte, ils sont à plaindre; quand ils ne l'ont pas, ils sont à craindre. »

Bains. — Les bains, généralement, ne conviennent pas aux goutteux, parce qu'ils rendent le corps très-impressionnable aux influences atmosphériques. A Vichy, beaucoup de ces malades ne prennent que très-peu de bains; et je puis ajouter ici que le traitement en boisson seule-

ment a procuré à certains malades des résultats
tout aussi satisfaisants que s'ils avaient pris les
eaux sous les deux formes.

Habitation. — Les goutteux auront soin de
choisir un climat chaud et doux, afin de favoriser
le plus possible la transpiration cutanée. Cette
fonction de la peau est souvent si puissante qu'on
a vu des accès avorter sous l'influence d'une abondante transpiration.

Maintenant, que faudra-t-il faire pour annuler
la cause prédisposante de la goutte et empêcher
la cause déterminante de se produire ? La réponse
est facile, tout le monde la conçoit d'avance ;
mais il faut, pour réussir, que ceux qui se trouvent dans une situation maladive aussi fâcheuse
aient le courage, s'ils veulent guérir, de s'imposer
des privations, en renonçant à leurs jouissances.
C'est la première condition à laquelle ils doivent
se soumettre, s'ils veulent que le médecin et le
remède leur rendent la santé. Alors, mais alors
seulement, les eaux minérales de Vichy pourront
être utilement appliquées, non-seulement pour
détruire le mal déjà existant, mais encore pour
placer l'individu dans une situation de santé durable, en introduisant dans l'économie l'alcali qui
lui fait défaut, en traitant un état humoral particulier par un altérant spécifique, qui est la soude

pour la goutte, comme le soufre l'est pour l'affection dartreuse.

Mais avant de commencer le traitement, les malades devront se présenter préalablement à leur médecin, afin que celui-ci puisse s'assurer de l'état réel de l'estomac et des organes internes, et savoir de lui s'il n'y a pas contre-indication, ou bien encore s'il ne faudrait pas modifier les eaux, en les mélangeant avec d'autres boissons. Toutes ces précautions sont de la plus grande utilité pour éviter que la goutte articulaire, toujours bénigne, ne se transforme par imprudence en goutte interne ou viscérale, plus dangereuse que la première, et très-souvent mortelle. C'est, sans doute, pour avoir oublié cette règle si importante de conduite, que quelques malades ont éprouvé parfois des effets plus nuisibles qu'utiles, attribués à l'action des eaux, alors qu'ils n'auraient dû accuser de cet insuccès que la disposition de leur estomac ou des autres organes de l'économie. Ce qu'il y a de certain, c'est qu'aucun exemple de déplacement du principe goutteux par l'usage des eaux de Vichy, prises convenablement, n'est jamais venu à ma connaissance. Il n'y a pas, il faut le dire, de médication contre la goutte qui n'offre ses dangers ou ses inconvénients. L'eau de Vichy, sous ce rapport, est celle qui en présente le moins, je dirai plus, qui n'en présente aucun ; car, en supposant qu'il y ait excès d'alcalinité, la nature a grand soin d'en préserver les malades en éliminant cet excès par les urines et la sueur dans les mêmes proportions que les quantités ingérées.

Faut-il chercher à guérir la goutte? Oui, comme on doit chercher à se débarrasser de toute infirmité dangereuse, bien que quelques médecins aient soutenu qu'il valait mieux la respecter, attendu qu'on ne nuit jamais lorsqu'on surveille l'action d'un médicament, pas plus qu'on ne peut donner une diathèse alcaline en forçant la médication des eaux de Vichy, ainsi que quelques personnes ont voulu le faire croire, d'après les motifs que nous venons d'exposer.

Le relevé statistique de nos observations, dont les effets ont été constatés l'année ou les années qui ont suivi la cure, démontre que sur un nombre de cent malades, cinquante-sept ont vu disparaître complétement les accès qui depuis plusieurs années leur venaient une ou plusieurs fois par an; trente-quatre ont obtenu un soulagement tellement notable que quelques malades l'ont accepté et considéré comme un résultat de guérison, et neuf n'ont éprouvé de la part des eaux ni bien ni mal.

Rhumatisme.

Les points de ressemblance nombreux qui existent entre le rhumatisme et la goutte, les résultats favorables que j'ai observés, concernant le rhumatisme musculaire, sciatique ou articulaire, sur des malades venus à Vichy pour toute autre affection, me permettent d'exprimer aujourd'hui, d'après les relevés que j'en ai faits, que les rhumatisants trouveront dans les sources de Vichy, en bains et en boisson, un puissant moyen de guérison, dont les effets peuvent être rapportés non-seulement à leur thermalité, qui, dans la plupart des établissements thermaux, constitue la seule vertu curative des eaux, mais encore à leurs propriétés excitantes sur les urines et sur la peau, et à la nature particulière des éléments minéralisateurs qu'elles renferment, avec d'autant plus de raison, que le bicarbonate de soude est généralement employé aujourd'hui à cet effet par la plupart des médecins.

Gravelle.

La gravelle est une maladie caractérisée par la présence de petits graviers, ordinairement rougeâtres, rendus avec les urines, ou se déposant bientôt après leur émission, tantôt sous forme pulvérulente (sables), tantôt sous forme cristalline, de volume, de couleur et de densité variables (graviers ou calculs).

Ces sels contenus dans l'urine sont sécrétés du sang par les reins, et lorsqu'on trouve de l'acide urique se déposant dans les urines à l'état cristallin, ce phénomène indique une diathèse urique.

Causes. — Les causes de la gravelle, disons-le tout d'abord, ont la plus grande analogie avec celles de la goutte ; et ce qui le prouve, c'est qu'elle est de même toujours provoquée par un régime succulent, c'est-à-dire trop nourrissânt, par des aliments trop échauffants, des vins généreux, des liqueurs spiritueuses ; par un défaut d'exercice, des habitudes trop sédentaires, une difficulté d'oxygénation pulmonaire, l'irrégularité dans les heures des repas, les digestions mauvaises, les aliments ou les boissons acides, comme l'oseille, les fruits, le vinaigre, la bière. Toutes ces choses d'ailleurs sont si contraires aux personnes disposées à la gravelle, que M. Magendie, qui a étudié particulièrement l'influence du régime sur la production des calculs urinaires, a démontré que chez l'homme ou les animaux qui se nourrissent d'aliments azotés, tels que la chair, le poisson et les œufs, l'urine est rare et renferme toujours une quantité considérable d'acide urique, tandis que si la nourriture est purement végétale, ce liquide est abondant et sans traces d'acide.

On a placé en seconde ligne, mais seulement comme causes indirectes, les émotions vives, la colère ou les maladies du cœur, les privations, ou bien encore une trop petite quantité de boisson, laquelle serait insuffisante pour dissoudre l'acide urique formé naturellement par les reins. A toutes ces causes on peut ajouter celles qui sont de nature à diminuer la quantité d'urine, telles que des sueurs abondantes, la chaleur de l'été, les veilles nocturnes, une diarrhée considérable, un obstacle à l'émission de l'urine, ou l'abus d'aliments trop salés, qui, d'après les expériences de M. Barral, augmentent en outre la quantité d'acide urique. Disons aussi que la gravelle est souvent le résultat de causes que nous ne pouvons apprécier ; car il est beaucoup de personnes chez lesquelles l'organisme seul produit ou favorise le retour des graviers dans certaines conditions passagères ou permanentes de la vie, par suite d'une diathèse que l'on peut appeler *lithique*.

C'est dans les conditions de l'alimentation et de l'assimilation qu'il faudra chercher les causes de la gravelle, et non dans les reins.

Relativement aux symptômes qui caractérisent cette affection, les malades connaissent trop les douleurs déchirantes de la gravelle, connues sous le nom de coliques néphrétiques, pour qu'il soit utile d'en parler ici.

Quant au mode d'action des eaux, il est évident aujourd'hui, pour tous les hommes de bonne foi, que la disparition des graviers est due à l'action chimique du bicarbonate de soude, qui, introduit dans le corps et charrié par le sang, se combine avec l'acide urique partout où il le rencontre, pour former une urate de soude plus soluble que lui, qui s'échappe au dehors par les émonctoires naturels, l'urine et la sueur. Ce qui prouve que c'est bien là la cause de cette dissolution, c'est que les remèdes de Mlle Stephen, de Mascagni, de Saunders, de Jurine et de Whyt qui, depuis plus d'un siècle, ont joui d'une réputation méritée, ne sont autre chose que des solutions alcalines de sous-carbonate de soude, de potasse ou de chaux. Mais la meilleure preuve que la dissolution de cet acide ne tient qu'à l'alcalinité des eaux de Vichy, c'est qu'aussitôt que la prédominance alcaline a lieu, ou seulement que l'acidité des urines diminue (car il n'est pas toujours nécessaire qu'elles

arrivent jusqu'à l'alcalinité pour empêcher l'acide
urique de se précipiter), on voit immédiatement
les sables et même les petits calculs disparaître
entièrement. Il ne faudrait pas croire cependant
que dans cette action tout se borne à une opération purement chimique directe : il y a aussi des
phénomènes de nature organique et vitale ; car
beaucoup de personnes restent plusieurs mois, et
même des années, sans rendre de nouveaux graviers ni des urines briquetées, après avoir cessé
l'usage des eaux. Cela prouve que le remède a dû
modifier le sang, la substance des reins, ou l'économie tout entière, puisque les urines ont pu
reprendre leur état normal, sans laisser déposer,
comme auparavant, de l'acide urique. Il ne faut
pas oublier non plus que cette maladie tend toujours à reparaître, de même que la goutte, et que
son traitement doit être prolongé. A cet effet, il
faut que les malades fassent un usage presque
habituel des eaux de Vichy, en se reposant de
temps en temps, sans avoir à craindre que cet
usage prolongé avec modération puisse jamais être
nuisible à la santé. Et cela est si vrai, « que dans
les fabriques, dit D'Arcet, où l'on extrait du sel
de soude de la soude brute, il y a des ouvriers
qui passent leur vie à piler, tamiser et embariller
le sel de soude, de telle sorte que les parois des

murs et les vêtements des ouvriers en sont tout
couverts. Ces ouvriers passent dix heures par jour
dans ces ateliers, sans prendre aucune précaution ; ils doivent, par conséquent, y respirer et
et avaler une grande quantité de sel de soude ;
or, ceux qui y travaillent depuis six à sept ans,
ayant été interrogés, ont déclaré qu'ils n'y éprouvaient aucune incommodité ; qu'ils y avaient seulement plus tôt faim, et plus faim que dans les
autres ateliers de la fabrique ; qu'ils étaient, en
général, plutôt constipés que relâchés. J'ai, en ·
outre, dit également D'Arcet, constaté que l'urine
de ces ouvriers était rarement acide, et presque
toujours fortement alcaline. »

Il ne suffit pas, malgré tout cela, de faire seulement usage des eaux de Vichy pour se croire
à l'abri de la gravelle ; il y a encore d'autres précautions à prendre : il faudra nécessairement diminuer la formation de l'acide urique par l'abstinence, ou tout au moins par la diminution des
aliments trop animalisés, et la privation de boissons acides ou spiritueuse, et se contenter d'une
alimentation pour ainsi dire végétale, ainsi que
de l'usage habituel d'une grande quantité de
boissons aqueuses.

Si maintenant nous voulions examiner ici les
conditions qui président à la formation de la gra-

velle, il nous serait impossible, après avoir com-
pulsé tous les auteurs, de trouver d'autres causes,
d'autres motifs à cette maladie, que ceux que
nous avons exposés au sujet de la goutte : il n'y
aurait sous ce rapport rien à ajouter ni à re-
trancher; ce qui démontre de la manière la plus
évidente que le traitement de cette affection doit
être aussi celui de la goutte, puisque les causes
prédisposantes et déterminantes sont absolument
les mêmes. Cela est si vrai, que la goutte précède
quelquefois la gravelle, que d'autres fois c'est la
gravelle qui commence, et qu'enfin les concrétions engendrées par la néphrite que la diathèse
goutteuse ont une composition chimique iden-
tique.

Or, comme il a été démontré dans tous les
temps, physiologiquement et chimiquement, de
la manière, par conséquent, la plus positive, que
les eaux alcalines de Vichy agissaient avec la
plus grande efficacité contre la gravelle, nous
sommes fondé à admettre que cette vertu sera
tout aussi puissante pour la goutte. Les faits que
j'ai observés confirment d'ailleurs pleinement cette
assertion.

Je dois dire ici, dans l'intérêt des malades,
comme aussi dans l'intérêt des eaux de Vichy, en
m'appuyant d'ailleurs sur des faits démontrés par

la science, que les diverses eaux minérales possèdent des propriétés curatives bien différentes, suivant qu'elles sont neutres, acides ou alcalines. Les eaux neutres, comme celles de Contrexeville et tant d'autres, réputées pour la guérison de la gravelle et de la pierre, n'agissent que par la quantité d'eau que les malades boivent ; elles *entraînent* les graviers bien plus qu'elles ne les fondent, comme pourraient le faire d'ailleurs les premières eaux venues, si on les prenait dans les mêmes proportions ; tandis que les sources alcalines, comme celles de Vichy, ou acides, comme celles de Seltz, agissent par leur nature chimique spéciale, c'est-à-dire en *dissolvant* et en *entraînant* tout à la fois, ce qui leur donne une puissance double et une vertu réellement curative.

Je dois également prévenir les malades que les eaux à base alcaline seraient plus nuisibles qu'utiles, qu'au lieu de diminuer la maladie, elles ne pourraient, au contraire, que l'aggraver, si, avant d'en commencer l'emploi, ils ne faisaient analyser par leur médecin les divers produits expulsés par les urines, afin que celui-ci puisse s'assurer de la nature des dépôts graveleux. De cette manière, ils pourront attendre sans crainte et sans danger le résultat salutaire de la puissance médicale des eaux.

Les individus qui ont été opérés de la pierre, et qui viennent à Vichy pour consolider leur guérison ou rétablir les fonctions de la vessie, altérées par le séjour de la pierre ou par les fatigues de l'opération, doivent apporter aussi des fragments de leurs calculs pour les soumettre à l'analyse.

Il serait facile de trouver à l'appui de cette sage recommandation un grand nombre d'observations; une seule suffira pour démontrer, je pense, toute la gravité de la question. M. R... rendait tous les jours, par suite de l'usage des eaux de Vichy, des quantités plus ou moins considérables d'un sédiment blanc, granuleux, d'autant plus abondant qu'il buvait davantage. Après avoir fait l'analyse de ce dépôt, je reconnus qu'il était formé de phosphate de chaux. Ce malade, avant d'entrer à l'hôpital, avait déjà fait un traitement d'un mois à Vichy. Ce phénomène, tout à fait surprenant pour lui, qui voyait les produits des autres se dissoudre par l'eau alcaline, frappa son attention. Le médecin qu'il avait consulté avant d'entrer à l'hôpital l'avait rassuré en lui disant que pareille chose se présentait assez souvent, et que, d'ailleurs, c'était un bon signe, puisque les eaux avaient la propriété d'expulser les graviers des reins et de la vessie. Ce résultat, loin

d'être salutaire, était au contraire très-fâcheux,
vu que les alcalis, en saturant les acides, ont tous
la propriété de précipiter ce sel terreux, qui
n'existe en dissolution dans les urines qu'à la
faveur des acides libres qu'elles renferment naturellement. D'ailleurs, la preuve que le précipité
était bien le résultat de l'action alcaline, c'est
qu'il cessait de paraître lorsque M. R... suspendait
son traitement. Il me fut aisé, en outre, de re-
produire plusieurs fois ce précipité en versant directement de l'eau minérale de Vichy dans les
urines du malade, lorsque la veille il avait cessé
de faire usage d'eau alcaline. Cette personne,
comme on le pense bien, quitta immédiatement
Vichy, les eaux ne pouvant que lui être funestes
et donner lieu peut-être avec le temps à un calcul
vésical.

De pareils exemples sont fréquents à Vichy; il
me suffira de les avoir signalés pour éveiller l'attention des malades.

Dans une notice sur les eaux de Vichy, sans
nom d'auteur, on a avancé que ces eaux ne pouvaient avoir aucun effet contraire dans le cas de
gravelle blanche, ce qui est en opposition avec
toutes les lois chimiques et tendrait à détruire
ce que j'ai avancé, ce que je ne puis laisser passer
sous silence. Il est vrai de dire aussi que l'auteur

nie l'existence de la gravelle blanche, qui prend
sa source dans les reins comme la gravelle rouge,
et n'est pas susceptible, par conséquent, de descendre dans la vessie pour être expulsée plus tard
par les urines tenant en dissolution claire des
produits salins de même nature que les graviers.

Le catarrhe vésical avec ses produits muqueux,
boueux et calcaires, présente aussi des traces de
gravelle blanche. Eh bien! c'est cette dernière
maladie que l'auteur a admis comme constituant
la gravelle blanche ou phosphatique à base de
chaux. C'est ainsi qu'en décrivant les dépôts
phosphatiques, il dit : « On est convenu d'appeler
« gravelle blanche phosphatique les maladies
« des voies urinaires dans lesquelles les urines
« boueuses, fétides, décolorées, laissent déposer
« une plus ou moins grande quantité de phos-
« phate de chaux et de phosphate ammoniaco-
« magnésien, sous forme de gravier et de con-
« sistance variable. »

Personne ne conteste que ces produits ne résultent évidemment d'une vessie malade. Sous
ce rapport, nous sommes tous d'accord sur l'efficacité des eaux de Vichy, ainsi que nous allons
le voir dans le catarrhe vésical.

Puisque l'auteur de cette notice nie (p. 49)
que la gravelle phosphatique soit une gravelle,

parce qu'elle ne dépend pas, comme la gravelle urique, d'une disposition générale, mais bien de la vessie proprement dite, notre opinion sur les eaux de Vichy à l'égard de la gravelle blanche conserve toute sa force, et l'auteur, nous en sommes certain, serait de notre avis sur la réaction fâcheuse que nous attribuons aux eaux alcalines dans la gravelle blanche, si, comme nous l'avons démontré plus haut par l'observation de M. R..., à laquelle nous pourrions ajouter une foule d'autres, si, disons-nous, cet auteur voulait bien reconnaître l'existence de la gravelle blanche dépendante d'une disposition générale ou des reins, et ne pas se borner à n'admettre que le catarrhe vésical comme source de cette gravelle, ce qui constitue deux maladies essentiellement différentes.

A ce propos, nous ajouterons qu'avec la gravelle blanche, affection que l'on rencontre de préférence chez les personnes qui font usage de farineux, on trouve souvent de l'acide urique dans le même dépôt : dans ce cas, il faudra que le malade prenne pendant plusieurs jours les eaux de Vichy, et consacre le reste de la saison à l'usage des eaux acides. J'ai pensé qu'il était utile de donner ici la composition des divers sédiments ou dépôts qui sont rendus avec les urines. Le rang qu'ils occupent sur la liste indiquera aussi leur fréquence dans la nature.

1º Acide urique.
2º Urate d'ammoniaque.
3º Phosphate de chaux.
4º   —   —   et phosphate de magnésie.
5º Phosphate ammoniaco-magnesien.
6º Oxalate de chaux.
7º Oxyde cystique.

Tous ces sédiments renferment presque toujours aussi un peu de mucus animal. On voit, d'après ce tableau, que l'eau de Vichy doit être favorable aux deux premiers et au dernier de ces produits; mais que, pour les autres, il y anrait danger à en conseiller l'usage, parce qu'on ne doit pas ignorer que les phosphates ou oxalates de chaux, solubles dans un liquide acide comme l'urine normale, sont insolubles et se précipitent dans un liquide alcalin à base de soude comme les eaux de Vichy, tandis que c'est le contraire pour l'acide urique, l'urate d'ammoniaque et l'oxyde cystique, produits qui sont tous solubles dans un milieu alcalin.

Quelques personnes m'ont souvent demandé l'explication d'une pellicule réflétant les couleurs de l'iris, qui se forme à la surface de l'urine pendant qu'on fait usage des eaux alcalines. Cette pellicule, dont on se préoccupe quelquefois, est produite par du phosphate ammoniaco-magné-sien, qui n'étant soluble qu'à la faveur, comme je le disais plus haut, des acides libres de l'urine, se forme dès que cette sécrétion commence à devenir alcalescente.

Pour la gravelle, on doit prendre les mêmes soins hygiéniques que pour la goutte, à cause de l'affinité réelle qui existe dans les causes et la nature des deux affections. C'était aussi l'opinion de Scudamaure, qui dit que les goutteux, sans exception, sont, à une époque quelconque, at-teints de la gravelle.

Le résultat numérique dans cette affection dé-montre que sur cent malades cinquante-cinq sont guéris, quarante améliorés et cinq seulement restent sans résultat appréciable.

Calculs urinaires.

Tout ce qui vient d'être dit au sujet de la gra-velle, sous le rapport des causes, du traitement ou des soins hygiéniques à prendre, pendant comme après la cure, s'applique également aux affections calculeuses; mais avec cette différence toutefois que la gravelle, qui est un produit solide plus ou moins divisé, doit être plus facile à dissoudre que les calculs urinaires, dont les molécules sont plus nombreuses et fortement soudées ensemble par une matière animale ou mucus.

L'analyse chimique doit également indiquer aux malades s'ils peuvent ou non faire usage avec fruit des eaux minérales de Vichy. A cela je dois cependant ajouter que, quelle que soit la nature des calculs, s'ils sont volumineux, on ne doit espérer ni dissolution ni désagrégation radicales, et qu'il faudra, sans plus tarder, avoir recours à l'opération de la taille ou de la lithotritie, comme le moyen le plus sûr de guérison, et ne pas attendre des résultats qui ne pourraient être que chimériques. Toutefois, la théorie, ainsi que les expériences que j'ai faites, me permettent de conclure que si, comme dans la gravelle, des calculs d'un très-petit volume et de nature bénigne existaient dans la vessie, il y aurait peut-être possibilité d'obtenir par les eaux alcalines une dissolution ou une désagrégation entière, après avoir fluidifié préalablement le mucus qui sert de lien aux molécules salines; car, dans la vessie, les urines doivent être considérées comme étrangères, pour ainsi dire, à l'organe qui les contient, car il est soumis à leur action comme à un liquide qui viendrait de dehors.

Voici, dans tous les cas, les conclusions de deux rapports faits à l'Académie de médecine sur cette question, d'après l'invitation du ministre du commerce, et dont M. Bérard était le rapporteur, à la date du 9 avril 1839, t. III du *Bulletin de l'Académie*.

Dans ces conclusions générales il est dit : « Des faits, des expériences, des raisonnements exposés dans ce rapport, nous tirons les conclusions suivantes :

« 1° Les concrétions urinaires sont attaquées par l'urine, lorsque celle-ci est devenue alcaline par suite de l'usage des eaux thermales de Vichy, prises en bains et en boisson.

« 2° Il n'est pas prouvé que des concrétions urinaires d'un volume assez considérable pour constituer de véritables calculs aient été entièrement guéries par ces eaux.

« 3° Cette guérison n'est nullement impossible, elle offre même de grandes probabilités.

« 4° La question ne peut être jugée que par expérimentation.

« 5° L'expérimentation ne paraît pas offrir de dangers. »

M. O. Henry, chargé ensuite d'analyser les calculs pour éclairer la Commission, ajoute :

« 1° Que l'eau minérale naturelle de Vichy, ainsi, probablement, que toutes les eaux alcalines gazeuses, agit d'une manière non douteuse sur les calculs des voies urinaires ;

« 2° Que les effets de l'eau minérale sur ces calculs consistent, non-seulement dans la dissolution de plusieurs principes de ces concrétions, mais encore dans la désagrégation de leurs ingrédients : d'où résulte, d'une part, la diminution de volume de ces calculs, diminution qui peut amener leur expulsion naturelle hors de la vessie par les urines ; de l'autre, leur division naturelle, qui conduit aux mêmes résultats ; ou enfin leur plus grande friabilité, qui favorise singulièrement les efforts mécaniques de la lithotritie pour les réduire en poudre.

« 3° Que les calculs mis directement en contact avec l'eau de Vichy, et les fragments rendus naturellement par des calculeux soumis à une certaine médication par cette eau minérale, offrent des traces évidentes de l'action dissolvante ou désagrégeante de ce liquide, soit dans leur diminution en poids, soit dans les nouvelles formes qu'ils présentent. »

Mais il est, ce me semble, une remarque fort importante à faire au sujet de ces deux rapports : c'est qu'on n'a pas spécifié par l'analyse la nature

chimique des calculs mis en expérimentation,
ce qui était cependant indispensable, attendu
que pour les uns on aurait pu apprécier la propriété dissolvante des eaux, et pour les autres,
les phosphates ou oxalates, leurs forces désagré-
geantes. Quoi qu'il en soit de cette omission,
le lecteur comprendra, d'après ce que j'ai dit plus
haut, que s'il y a des avantages à obtenir par la
simple action désagrégeante des eaux alcalines, à
l'égard des produits salins insolubles, il y a aussi
de graves inconvénients à redouter, à cause de la
précipitation des phosphates par la saturation des
acides naturels des urines par les eaux de Vichy ;
ce à quoi la Commission de l'Académie n'a pas
fait attention en expérimentant en dehors du liquide urinaire, comme elle l'a fait, ce qui n'est
pas la même chose que d'expérimenter directement dans l'eau des sources ; avec d'autant plus
de raison que les urines des personnes calculeuses
indiquent déjà qu'elles tiennent en dissolution
les éléments salins du genre des calculs, et que
s'ils sont de nature phosphatique, un précipité
de ce genre doit se former en même temps que
la désagrégation des pierres. Cet inconvénient, il
est vrai, ne serait pas à craindre si le calcul était
d'acide urique ou d'urate d'ammoniaque. Ces réflexions se rattachent naturellement à ce que je

disais, au commencement de ce chapitre, sur l'action peu favorable des eaux alcalines à l'égard des calculs urinaires de nature phosphatique ou oxalique.

Les calculs vésicaux que l'on trouve chez l'homme se présentent dans l'ordre suivant. Le lecteur jugera, s'il est malade, se reportant à ce que j'ai dit au sujet de la gravelle, dans quelle catégorie il doit être placé, et, par conséquent, quels sont les résultats qu'il doit espérer des eaux alcalines.

Sur 205 calculs que M. Chevalier a analysés, il en a trouvé :

173 d'acide urique ou d'urate d'ammoniaque ;
14 de phosphate de chaux ;
11 de phosphate ammoniaco-magnésien ;
3 d'oxalate de chaux.
3 d'acide urique et de phosphate ;
1 d'acide urique, de phosphate et d'oxalate de chaux.

Il faudra, règle générale, et quelle que soit la nature des produits vésicaux, éviter que l'urine ne séjourne longtemps dans la vessie, par cette raison que plus un liquide sécrété demeure dans un organe, plus il devient concentré, parce que les parties aqueuses y sont résorbées ou volatilisées, et que les parties salines étant plus rapprochées se précipitent rapidement.

Catarrhe vésical.

Le catarrhe vésical, ou cystite muqueuse, est ordinairement le résultat d'une inflammation aiguë de la membrane muqueuse de la vessie, passée à l'état chronique. Cette maladie est caractérisée par la présence dans les urines d'un mucus plus ou moins épais, boueux, fétide, collant au fond du vase, renfermant des sels phosphatiques à base de chaux et d'ammoniaque. D'autres fois, ce mucus se présente sans indication précise d'aucun phénomène inflammatoire, déterminé seulement par un trouble ou une modification vitale des glandes muqueuses de la vessie.

Causes.— Les causes qui peuvent donner lieu au catarrhe vésical sont très-nombreuses : les unes sont appréciables, et les autres ne le sont pas. Dans la première catégorie on doit placer, en première ligne, la présence dans la vessie d'un corps étranger, d'une pierre ou d'une sonde restée trop longtemps à demeure ; l'inflammation aiguë des tuniques de la vessie, de la prostate ou du canal de l'urètre, directement ou par suite d'injections plus ou moins irritantes; l'atonie ou la paralysie complète ou incomplète de la vessie; les obstacles ou rétrécissements du canal ; l'engorgement de la prostate ou du col de la vessie. Il existe encore d'autres causes qui se rattachent à la profession, celles, par exemple, qui exigent une attitude assise prolongée. Les marins y sont aussi très-disposés dans les dernières années de service.

Cette maladie peut également se déclarer par suite du déplacement d'une affection dartreuse, goutteuse ou rhumatismale ; d'une nourriture composée exclusivement de substances animales ou de liqueurs fortes ; elle peut se développer également sous l'influence d'un séjour prolongé dans des lieux froids et humides, dans une atmosphère chargée d'humidité, comme celle de l'Angleterre et de la Hollande. La suppression d'un exutoire, de la transpiration habituelle, celle des pieds en particulier, peut en être la cause, de même qu'une boisson glacée, prise au moment où le corps est en sueur. L'abus des diurétiques, les excès dans les rapports sexuels, favorisent également le catarrhe vésical.

Cette maladie paraît susceptible de se développer également sous l'influence d'un état nerveux du canal ou du col de la vessie. Choppart et Dupuytren ont remarqué que si un malade, guéri, par exemple, d'un catarrhe vésical, vient à être affecté d'une angine, d'une bronchite ou d'une pneumonie, il ne se passe rien du côté de la vessie, disent ces auteurs, tant que l'inflammation accidentelle parcourt ses périodes ; mais lorsque cette maladie tend à se terminer, alors la sécrétion muqueuse de la vessie devient plus abondante. On l'a vue survenir aussi après un rhume, sans préexistence d'affection vésicale.

Tous les âges peuvent être affectés de cette maladie, mais elle se développe plus particulièrement chez les vieillards ; c'est une des infirmités qui viennent affliger très-souvent les dernières années de leur existence. Les hommes y sont plus sujets que les femmes ; chez celles-ci, les accouchements laborieux, ou l'époque critique, sont ordinairement les causes déterminantes du catarrhe vésical.

Etat de la vessie dans l'affection catarrhale.

Quand le catarrhe a duré plusieurs années, on trouve ordinairement la vessie rétractée sur elle-même, d'une capacité moindre, et sa membrane muqueuse considérable épaissie et ridée. Dans l'intervalle des replis, on trouve des cellules plus ou moins profondes, logeant parfois des dépôts

calcaires. Si l'on exprime ces brides muqueuses,
on en retire un mucus semblable à celui qui se
trouve dans les urines. C'est là, dit Choppart, un
engorgement des tuniques de ce viscère.

Dans cette affection, la prostate est souvent le
siége d'un engorgement plus ou moins considérable, accompagné parfois d'abcès consécutifs.

L'état catarrhal des urines varie depuis le
trouble lactescent ou nuageux, jusqu'à l'état glaireux, épais et collant. Cette matière, par le refroidissement, tombe au fond du vase pour s'y
attacher, tandis que la partie liquide, ordinairement décolorée, vient à la surface ; son odeur,
fade ou ammoniacale, devient plus tard légèrement acide. Cette odeur ammoniacale provient du
carbonate d'ammoniaque qui s'est produit sous
l'influence de l'eau et de la présence de la matière
organique catarrhale.

Traitement. — Avant de parler du traitement
par les eaux de Vichy, il est utile, je pense, de
jeter un coup d'œil sur les moyens généralement employés pour combattre cette affection. Ce
qui prouve qu'elle est difficile à guérir est le
grand nombre de remèdes préconisés et la plupart abandonnés aujourd'hui ; les seuls qui aient
conservé jusqu'à présent quelque crédit sont les
résineux : térébenthine, baume de copahu et

bourgeons de peuplier. Sans aucun doute les résineux ont rendu quelques services, mais il faut dire aussi que leur emploi n'a pas toujours été sans inconvénients, et que beaucoup de malades, en outre, ne peuvent pas les supporter. Après les résineux, les caustiques ont été mis en usage par le professeur Lallemand, à l'aide du nitrate d'argent en dissolution, ou comme cautérisants directs. De nombreux exemples de guérison sont encore de nos jours le résultat de ce mode de traitement, mais M. Civiale ajoute qu'il faut être très-réservé dans l'emploi des injections de ce genre, dans le cas où des cellules vésicales existent dans la vessie, ou bien encore lorsque, le catarrhe étant partiel, la partie malade n'occupe pas le bas-fond. Dans le premier cas, dit cet auteur, les injections pourraient être nuisibles, et dans le second, leur effet serait à peu près nul.

Nous voyons, d'après tout cela, que des accidents graves peuvent résulter des meilleures méthodes de traitement, ce n'est donc qu'avec la plus grande circonspection qu'il faudra en user. Mais comme tous ces inconvénients n'existent pas avec les eaux de Vichy, cette médication, qui offre des exemples de guérison si remarquables, doit naturellement trouver ici sa place.

Mode d'action.

Les eaux de Vichy, dont l'action thérapeutique à cet égard a été à peine mentionnée par les auteurs qui ont le plus écrit sur ces thermes, méritent cependant de fixer l'attention des médecins, et par conséquent des développements plus étendus que ceux dans lesquels nous sommes entrés pour la plupart des maladies précédentes. Cette opinion est basée ici sur la guérison de cas nombreux, qui avaient résisté jusque-là à la plupart des remèdes préconisés dans cette affection. On peut les employer sous toutes les formes, en bains, en boisson et en injections. Quant à ce dernier mode, on doit y recourir avec circonspection.

Relativement à leur mode d'agir, il est incontestable qu'elles jouissent de la propriété de stimuler et de modifier l'état organique et vital de la vessie, ainsi que je l'ai dit à l'occasion de leurs effets sur les organes membraneux ; de faire disparaître ou de diminuer l'abondance et la consistance de la matière glaireuse et visqueuse vésicale en la fluidifiant, par une action locale qu'on peut ranger dans l'ordre des agents stimulants physico-chimiques et modificateurs organiques,

comme aussi d'augmenter et de changer la nature de la sécrétion des urines, circonstances qui
viennent s'ajouter à l'effet direct de l'eau minérale
sur cet organe pour combattre avec plus d'efficacité encore l'état catarrhal, car il ne faut pas
perdre de vue que la vessie est soumise à l'action
de l'urine, comme si c'était un liquide venu de
dehors.

Les eaux rendent en même temps de grands
services à ces malades, en agissant sur la composition du sang et en favorisant le rétablissement
des fonctions digestives, et des forces physiques,
généralement affaiblies dans le catarrhe vésical,
par suite de la tristesse morale qu'inspire en particulier cette affection, et des souffrances organiques que la vessie fait éprouver aux autres parties du corps.

Mais avant de commencer le traitement, la
première condition à remplir, c'est de détruire la
cause ou les causes qui ont pu donner lieu au catarrhe. Il faudra, par conséquent, expulser les calculs, détruire les obstacles du canal, rappeler les
dartres, la goutte ou le rhumatisme, sur les points
où la maladie siégeait précédemment.

D'autre part, il est à considérer que les dispositions anatomiques de la prostate, son engorgement fréquent, ainsi que l'état névralgique du col

de la vessie, sont autant de causes qui rendent difficile la guérison du catarrhe, et souvent même s'y opposent, soit par une action mécanique, soit par suite de l'extrême irritabilité nerveuse du col, dont la dilatation, toujours difficile en pareil cas, ne se trouve plus en rapport d'action avec les contractions expulsives de la vessie : de telle sorte que les efforts de cet organe se trouvent alors constamment paralysés par la résistance morbide ou la souffrance du sphincter de cet organe, connue sous le nom de spasme ou de ténesme vésical.

D'après ces considérations, il est évident que toutes les cystites muqueuses ne pourront pas être guéries par les eaux de Vichy. J'en ai vu plusieurs dans ce cas ; mais je dois ajouter, avec la même sincérité, que les affections catarrhales de la vessie éprouvent, en général, de grandes améliorations sous l'influence de ce traitement. On compte même des guérisons vraiment remarquables, dont je crois utile de donner ici un aperçu, bien que ce livre ne soit pas destiné à former un recueil d'observations. A cet égard, je citerai d'abord, comme le fait le plus remarquable de guérison, l'histoire d'un malade atteint d'un catarrhe *purulent*, par suite d'un coup reçu sur la région du bas-ventre. Au bout de huit jours de traite-

ment, pendant la deuxième saison de 1847, il vit
ses urines revenir à l'état normal, après avoir essayé inutilement, pendant trois ans et demi, tous
les moyens employés en pareil cas, tels que : injections de toute nature, même avec le nitrate
d'argent, à l'hôpital de Montpellier, sous la direction du docteur Serre. Ce catarrhe avait résisté
aussi à l'action des eaux thermales de Baréges et
de Bourbon-l'Archambault, prises sur les lieux en
1846 et 1847.

CATARRHE VÉSICAL SUITE D'INJECTIONS IRRITANTES.

M. X., âgé de soixante ans, vint en 1847
à Vichy, pour un catarrhe vésical qui avait résisté depuis cinq ans à tous les traitements tentés
ordinairement en pareil cas ; depuis deux ans il
ne pouvait plus uriner, si ce n'est à l'aidé d'une
sonde. Quinze jours après s'être soumis à l'usage
des eaux, ce malade vit disparaître comme par
enchantement (c'était son expression) les mucosités épaisses, gluantes, collant au fond du vase,
qu'il rendait journellement, et la paresse de la
vessie cessa en même temps. Au bout de trente
jours ce malade quitta Vichy, heureux d'être délivré de son infirmité.

Deux mois après, à l'entrée de l'hiver, la vessie revint à son état catarrhal, mais dans des proportions infiniment moindres qu'avant la cure. M. X. est venu pendant trois saisons, et chaque fois les résultats ont été les mêmes, c'est-à-dire que le catarrhe a disparu au bout de dix à quinze jours.

Revenu à Vichy en 1850, il en est reparti après trente jours de traitement, radicalement guéri, malgré les fréquentes promenades à âne qu'il faisait pendant la saison, et m'assurant que, depuis sa première cure, il n'avait plus eu besoin de faire usage de la sonde, et que sa santé et ses forces s'étaient parfaitement rétablies depuis cette époque.

Je conseillai à ce malade, puisque le froid humide de l'hiver l'exposait au retour du catarrhe, phénomène qui se produit généralement à l'égard de tous les catarrhes, bronchiques ou autres, de passer l'hiver dans une province du Midi, ce qu'il me promit de faire. Je suis persuadé que ce changement rendra sa guérison durable.

CATARRHE VÉSICAL, SUITE D'INFLAMMATION DIRECTE DE LA VESSIE.

M. X., âgé de cinquante-deux ans, négociant, après avoir habité pendant trois ans la Guade-

loupe et neuf ans l'Afrique, est pris, en 1844,
pendant un voyage qu'il faisait dans l'intérieur
du pays, d'une vive douleur dans la région du
bas-ventre, suivie de rétention d'urine. Obligé de
s'arrêter, il fut sondé et traité par les émollients.
Au bout d'un mois, les urines, qui avaient perdu
de leur transparence depuis l'apparition des douleurs, revinrent à l'état normal. Rien de remarquable pendant trois ans, si ce n'est, de temps en
temps, un peu de pesanteur et de malaise vers
le bas-fond de la vessie, après quelques fatigues
ou des excès de table. Mais en 1847, au mois
de mars, nouvelles douleurs vésicales et nouvelle rétention d'urine. Les moyens employés la
première fois calmèrent de nouveau la maladie,
mais ne la guérirent pas. C'est alors que son médecin, voyant que les moyens ordinaires n'avaient
plus d'action, lui conseilla de se rendre à Vichy,
où il arriva pendant la première saison de 1838.
A son arrivée, je soumis d'abord ce malade à
l'usage de l'eau de l'Hôpital, à cause de son estomac et de sa santé, qui était très-altérée, et au
bout de huit jours, il prit celle des Célestins. Les
urines, à cette époque, étaient plus claires et
plus limpides. Au bout d'un mois, M. X. n'é-
tait pas encore guéri; mais la vessie chassait
plus facilement les urines qu'avant le traitement.

Malgré cet état peu satisfaisant, il quitta Vichy après une saison de trente-huit jours, les eaux, à cette époque, n'ayant qu'une efficacité peu sensible.

Il faut dire aussi que le traitement n'avait pas été très-régulièrement suivi, par suite d'écarts de régime, et peut-être aussi à cause de quelques excès d'eau minérale; en sorte que M. X. s'en alla soulagé, mais non guéri, laissant, en définitive, la plus grande incertitude sur les résultats de sa position, lorsque, l'année suivante, je reçus du médecin qui me l'avait adressé une lettre par laquelle il m'annonçait que ce malade était radicalement guéri, et que sa santé n'avait jamais été meilleure.

CATARRHE VÉSICAL PAR SUITE DE CALCULS.

M. G., atteint de catarrhe vésical, âgé de cinquante-cinq ans, est venu à Vichy en 1850, après avoir été débarrassé d'un calcul volumineux, formé, d'après les fragments que j'ai examinés, en grande partie d'acide urique. Ce malade, qui avait été lithotritié un an auparavant par le baron Pasquier, membre du Conseil de santé des armées, rendait des mucosités considérables, collant au fond du vase. Au bout de quinze jours de traitement, ce dépôt avait complétement disparu, et M. G..., arrivé à Vichy le 15 mai, en partit le 26 juin, rendant ses urines avec facilité, et sans aucune trace d'affection catarrhale.

CATARRHE VÉSICAL AVEC INCONTINENCE D'URINE.

Le nommé G., âgé de vingt-quatre ans, d'un tempérament lymphatique, fut atteint en 1848 d'une irritation du canal, pour laquelle il fut traité sans succès pendant deux mois. Au bout de ce temps, il fut pris de tous les symptômes du catarrhe vésical, que l'on traita par la térében-thine et les bains ; mais la maladie, au lieu de céder, ne fit que s'aggraver, et l'urine, à partir de cette époque, n'étant plus retenue par la ves-sie, s'échappait goutte à goutte, de telle sorte que le malade était forcé de garder nuit et jour un vase entre ses jambes pour la recevoir ; le plus léger effort ou la plus légère fatigue suffisait pour amener avec les urines des stries de sang et des mucosités très-épaisses. En outre de cette affection, G. était atteint d'une éruption furonculeuse, pour laquelle on avait employé simplement les bains gélatineux. C'est dans cet état que je vis le malade, le 15 mai 1849. Il fut mis le même jour à l'usage de l'eau des Célestins, à la dose progressive de six verres, avec un bain quotidien. Le 29 mai, on remarque déjà une amélioration très-sensible dans l'état catarrhal des urines. Le 10 juin, elles sont parfaitement claires ; plus de douleurs vers la région vésicale, et l'éruption de la peau est presque guérie. Le 18, l'incontinence d'urine a cessé ; dès ce jour, le malade urine à volonté, son état général est très-satisfaisant ; il quitte Vichy vers la fin de juin, complétement guéri. Un an après, au mois de mai 1850, son médecin écrit que G., atteint de catarrhe de vessie avec incontinence d'urine, ma-ladie qui avait résisté à plusieurs traitements avant d'aller à Vichy, n'éprouvait plus, depuis son re-tour des eaux, qu'un peu de gêne lorsqu'il restait plus d'une heure sans uriner ; que ses urines, du reste, étaient limpides, et déposaient à peine ; que sa guérison, enfin, s'était consolidée, car il se portait très-bien.

Sans doute, comme je le disais plus haut, tous les malades ne doivent pas s'attendre, en venant à Vichy, à une guérison certaine ; mais il doit suffire, ce me semble, que quelques personnes se soient bien trouvées de ce moyen, et que d'au-tres en aient obtenu des guérisons radicales, pour encourager ceux qui sont atteints de cette affection à essayer ce traitement, qui, dans tous les cas, ne pourra avoir qu'un résultat plus ou moins avantageux, mais jamais nuisible, en ayant soin, toutefois, d'agir avec prudence, par petites doses, et de cesser pour reprendre ensuite, suivant l'état ou la situation du malade.

Hygiène. — D'après la nature des causes dont j'ai parlé plus haut, il sera facile de prendre les précautions nécessaires pour éviter le retour de la maladie, sans oublier qu'après l'action des eaux, les soins hygiéniques sont, pour ainsi dire, les premiers éléments de succès. Ainsi les malades feront bien, après la cure, de se nourrir d'aliments doux, légers, faciles à digérer; renfermant, en même temps, une forte proportion de principes nutritifs; de prendre une assez grande quantité de boissons adoucissantes, de se livrer à un exercice modéré au milieu de la journée ; de pratiquer des frictions sèches sur la peau; de porter des gilets et des caleçons de flanelle ; de faire en sorte surtout de vider la vessie au moindre besoin, en se rappelant qu'il vaut encore mieux attendre, si l'urine ne vient pas facilement, que de faire de violents et inutiles efforts pour l'expulser.

Le relevé statistique concernant les cystites chroniques que j'ai traitées par les eaux de Vichy

démontre que, sur quatre-vingt-dix-sept malades, onze n'ont obtenu aucune amélioration,
cinquante-un ont été plus ou moins soulagés,
et trente-cinq ont été guéris. Cette guérison,
constatée à la fin du traitement, ne s'est peut-être
pas soutenue plus tard ; mais ce que je puis dire,
c'est que sur ces trente-cinq malades, trente-
deux certificats m'ont été renvoyés un an après,
constatant que la guérison, chez ces derniers,
s'était parfaitement soutenue.

Du diabète sucré ou glucosurie.

On désigne sous le nom de *diabète sucrée* ou de
glucosurie une maladie caractérisée par la présence du sucre dans les urines, accompagnée
d'une excrétion plus abondante de ce liquide, laquelle peut s'élever parfois jusqu'à quarante litres, mais qui varie ordinairement entre cinq et
huit litres par jour.

Les signes qui indiquent l'existence de cette maladie sont des urines abondantes, inodores, très-
limpides, d'une couleur de petit-lait clarifié, d'une
saveur plus ou moins sucrée. Soumises à l'analyse,
elles ne fournissent point de composés azotés, car

elles ne renferment ni urée, ni acide urique; elles sont formées d'une grande quantité d'eau, de très-peu de sels, et d'une proportion plus ou moins considérable de sucre ou glucose. Lorsqu'elles sont soumises à l'ébullition avec une dissolution de potasse caustique ou de chaux, elles prennent une couleur brune rougeâtre dont l'intensité varie suivant la quantité de matière sucrée.

Sous l'influence de cette affection, les malades sont tourmentés par un besoin continuel de boire et d'uriner; l'appétit est augmenté au début et perverti vers la fin; la bouche est constamment sèche et pâteuse; les sueurs sont très-rare; la peau est sèche; les reins sont quelquefois le siége d'une pesanteur et même de douleur; les forces physiques et génératrices s'affaiblissent rapidement, de même que la vision, qui ordinairement est double; la constipation est habituelle; l'amaigrissement augmente avec les progrès de la maladie, et le malade arrive ainsi, dans un temps plus ou moins long, à une consomption complète, et souvent à la phthisie pulmonaire. Ce défaut de vitalité est quelquefois poussé si loin, qu'il peut aller jusqu'à la gangrène d'un membre ou des orteils : MM. Marchal de Calvi, Champouillon et Landouzi en ont cité des exemples. Ajoutons également que tous les symptômes dont nous venons de parler n'existent pas toujours, et qu'il est de la plus grande importance d'examiner les urines toutes les fois qu'une personne éprouve un peu d'amaigrissement, avec affaiblissement général des extrémités ou des organes de la virilité suivi d'un trouble amaurotique de la vision, sans s'arrêter ni à la quantité d'urine rendue, ni à la faim ou à la soif. En effet, on trouve souvent du sucre dans les urines de certains malades sans que la soif ou les urines soient augmentées, symptômes qu'on est porté à regarder comme caractéristiques de l'affection diabétique.

Le diabète peut être confondu avec la polydypsie, de même qu'avec la polyurie; dans ces deux affections, la soif et les urines constituent un véritable flux urinaire, c'est pourquoi on a donné à ces maladies le nom de *diabète non sucré* ou de *diabète insipide*.

La quantité de sucre varie aux différente heures de la journée, et sous l'influence de diverses conditions atmosphériques. L'urine est très-chargée de sucre après les repas, son apparition commence quatre heures après, et finit au bout de huit heures; celle de la nuit, ou urine du sang, ne contient pas de sucre chez le diabète commençant, mais à une époque plus avancée de la maladie, ce produit se manifeste à toutes les heures de la journée. Quant à l'étude de la pesanteur de l'urine, son poids ne peut avoir aucune valeur réelle, attendu qu'elle contient un très-grand nombre de substances autres que le sucre, dont les quantités font varier la pesanteur, la proportion de sucre restant la même.

Causes. — Avant d'examiner cette partie de la question, disons d'abord que le sucre est un produit qui existe dans le sang à l'état normal dans toutes les parties du corps, ainsi que dans quelques fluides, mais jamais dans les urines. Il y a, sous ce rapport, unanimité d'opinion parmi les auteurs ; mais un point sur lequel ils ne sont pas d'accord, c'est de savoir au juste quels sont les organes ou les fonctions qui se trouvent chargés de la formation du sucre dans l'économie. Cette question fait encore aujourd'hui le sujet de nombreuses contestations. On sait seulement, et tout le monde en convient, que par l'acte de la digestion , il se forme du sucre dans l'estomac aux dépens des aliments qui sont de nature végétale renfermant un principe amylacé, et que le sucre ou glucose ainsi formé passe de l'estomac ou des intestins dans les veines, pour disparaître après avoir traversé les poumons. C'est là l'état physiologique ou normal. Mais il arrive parfois que la quantité de sucre est tellement abondante

qu'on en trouve non-seulement dans le sang, mais
encore dans les sécrétions, et dans l'urine en particulier, après l'accomplissement de la combustion.
C'est alors seulement qu'il y a maladie sucrée.

Maintenant quelle est la cause de ce changement dans la composition chimique de nos sécrétions humorales? Voici à cet égard l'opinion des
personnes qui se sont le plus occupées de cette
question.

M. Bouchardat avance que le sucre que l'on
trouve dans les urines est le résultat d'une modification maladive dans la digestion et l'absorption
des aliments à base de fécule.

M. Alvaro-Reynoso croit que le diabète provient de la gêne des phénomènes respiratoires; que
ne brûlant pas suffisamment le sucre, il en passe
une partie dans les urines. Il se fonde à cet
égard sur ce que la présence des tubercules pulmonaires complique presque toujours le diabète
sucré, remarque qui a été faite également par le
docteur Copland, de Londres.

M. Cl. Bernard, tout en admettant que le sucre
se produit dans l'estomac aux dépens des matières
amylacées, par le fait de la digestion, déclare
qu'indépendamment de cette source intermittente et de toute alimentation féculente, il en
existe une autre permanente et tout à fait spé-

ciale, qui est la fabrication du sucre par le foie lui-même, due à l'action nerveuse du grand sympathique sur cet organe, d'où les autres parties du corps la retirent.

M. Figuier, de son côté, conteste l'exactitude de cette doctrine, et, d'après lui, le rôle du foie se bornerait à séparer du sang qui, dans cette maladie gorge son tissu, le sucre provenant de la digestion des aliments amylacés ou sucrés; il l'arrête au passage, dit ce chimiste, et le conserve en dépôt pour le restituer peu à peu au sang, selon les besoins de l'organisme.

Mon collègue et ami, le docteur Poggiale, n'a jamais trouvé de sucre dans la veine porte, comme le dit M. Figuier, après un repas composé de viande, l'animal ayant été soustrait à l'influence d'une alimentation amalycée ou sucrée, ce qui vient confirmer les faits annoncés par M. Cl. Bernard.

M. Miahle pense que la présence du sucre dans les urines a pour cause un vice d'assimilation de la glucose, par défaut d'alcalinité suffisante dans les humeurs de l'économie.

Le docteur Prout, de son côté, fait observer que le diabète n'est pas constitué par la formation du sucre dans l'estomac, ce qui est normal, mais bien par la plus ou moins grande altération des fonctions assimilatrices de cet organe. Il est également porté à croire que, dans le diabète, le foie est toujours gravement attaqué. Le docteur Béale a trouvé aussi que le foie sain contenait plus du double de matière graisseuse que le foie des diabétiques; d'autre part, le docteur Gibb, de Londres, croit que le diabète n'est qu'un résultat de la non-sécrétion du sucre par le foie, et par conséquent d'un dérangement de l'assimilation de cet organe, d'autant qu'il n'est pas rare de voir des diabétiques être atteints de maladie du foie. A ce sujet, nous ajouterons que M. Andral, dont l'opinion doit être d'un très-grand poids, déclare qu'il a fait cinq ouvertures de corps de diabétiques, et que le foie, chez chacun d'eux, au lieu de présenter la couleur normale, avait une coloration d'un rouge brun très-foncé et congestionné, ce qui démontre que chez les diabétiques, le foie se fait remarquer par une très-grande quantité de sang qui gorge son tissu : « or, dit ce célèbre professeur, si le foie secrète du sucre, il est logique d'admettre qu'il est le siége d'une suractivité dans la fonction glucogénique. »

Enfin le docteur Jones attribue le diabète à un trouble de la digestion, de l'hématose et de l'assimilation, en ajoutant que cette maladie prend souvent une forme intermittente, et que le sucre disparaît quelquefois pendant plusieurs mois, pour reparaître ensuite.

D'autres auteurs ont également trouvé du sucre dans les urines des personnes atteintes de la maladie de Bright, ou maladie des reins, dans certains troubles ou commotions du cerveau, après des attaques d'hystérie, d'épilepsie ou de paraplégie, dans les urines des femmes enceintes ; chez les vieillards et les phthisiques, ainsi que chez les asphyxiés : ce qui a fait supposer avec raison que le diabète pouvait dépendre d'une oxydation incomplète du sucre, déterminée par une lésion du système nerveux central ; on a pensé également que le séjour dans un climat froid et humide, qu'un défaut de transpiration, ce qui nuit à la sortie des acides et diminue d'autant l'alcalinité du sang, étaient de nature à provoquer le diabète, car les chevaux et les brebis des pays humides y sont fort sujets

D'autres ont écrit que l'intempérance dans le vin, les liqueurs alcooliques, la bière ou le cidre, pouvaient également produire la maladie sucrée.

De toutes ces recherches il résulte évidemment que jusqu'à présent la formation glucogénique n'est pas encore bien démontrée ; mais si nous sommes peu avancés sous ce rapport, nous pouvons dire en même temps que nous connaissons parfaitement aujourd'hui les substances qui, introduites dans l'estomac, contribuent à produire du sucre dans les urines ; car tout le monde sait que les matières alimentaire qui renferment de la fécule sont de nature à se transformer en sucre par l'acte de la digestion, ce qui n'a pas lieu avec les matières animales, bien que M. Colin admette qu'il s'en forme aussi, et qu'une partie de ce sucre soit absorbée par les vaisseaux chylifères.

On appelle les aliments végétaux aliments de respiration, parce que leur rôle dans les lois vitales est d'entretenir la respiration et la calorification en se combinant avec l'oxygène de l'air dans l'acte respiratoire, qui les détruit en brûlant leur principe sucré, pour donner naissance à de l'acide carbonique et à de l'eau ; mais si le sucre provenant de la digestion échappe à la respiration, soit à cause de sa trop grande quantité, soit par un défaut de combustion, le résultat est que ce produit passe en nature dans le sang et les humeurs sécrétées. Ce sang, ainsi chargé de sucre, devant servir à la reconstruction matérielle des corps, ne peut fournir évidemment que de mauvais matériaux de réparation, ce qui explique l'affaiblissement considérable et progressif qui a lieu dans les organes et les fonctions des diabétiques.

Il résulte de toutes les opinions que nous venons de passer en revue, que les organes, les fonctions et les humeurs qui paraissent le plus affectés dans cette maladie sont le foie et les reins, car on les trouve toujours congestionnés et augmentés de volume; de plus, la digestion et l'assimilation sont dérangées dans leur fonctionnement naturel, le sang et les fluides non-seulement altérés par la présence anormale du sucre, mais encore changés dans leur composition chimique, puisque l'alcalinité y est moindre et que la salive, qui est naturellement alcaline, devient acide dans le diabète.

D'après cet exposé, il est inutile, je pense, d'entrer ici dans aucune explication pour démontrer l'efficacité des eaux de Vichy dans les maladies organiques ou les altérations humorales; inutile aussi de faire ressortir les bons effets obtenus journellement par les malades atteints de glucosurie, pour nous rendre compte des résultats favorables qu'elles doivent produire dans cette affection. Il en serait de même si nous envisagions le diabète comme provenant d'un défaut d'alcalinité du sang, attendu qu'il est incontestable que les alcalis favorisent la décomposition de la matière sucrée, et que la combustion de ce principe par l'oxygène dans l'acte de la respiration est d'autant plus complète, que le sucre se

trouve en présence d'un alcali libre ou d'un carbonate alcalin.

Traitement. — Les diverses indications à remplir dans le traitement du diabète consistent premièrement dans le rétablissement des fonctions
de l'estomac par un choix d'aliments particuliers; ensuite, dans la reconstitution de la nature
des humeurs viciées dans cette maladie par la
présence du sucre, en introduisant dans l'économie tout le principe alcalin qui lui fait défaut.

En ce qui concerne la première de ces indications, tout le monde sait aujourd'hui qu'il faut
supprimer tous les aliments de nature végétale,
amylacés ou sucrés, et les remplacer par une
nourriture animale, composée d'aliments azotés,
très-succulents; remplacer le pain ordinaire par
du pain de gluten, et pour boisson, aux repas, du
vin de Bordeaux plus ou moins étendu d'eau. A
ce régime il faudra ajouter, pour étancher la soif
dans la journée, des infusions amères non sucrées.
Toutefois, avant d'aller plus loin, ajoutons ici
qu'une alimentation exclusivement animale ne
peut être continuée trop longtemps sans avoir
aussi ses inconvénients; il faudra donc la mitiger
avec des aliments de nature végétale suivant la
marche de la maladie et la constitution du malade. Le régime, ou mieux la sobriété, est une

chose utile, car il est d'observation que le sucre
diminue par l'effet de l'abstinence, et qu'il disparaît même par l'inanition. Le sel commun paraît
favoriser la sécrétion du sucre. — Les œufs de
poule contiennent également une petite quantité
de sucre de lait; les fruits en renferment de trois
espèces. Le lait, le beurre et la graine, devraient
être, comme le sucre et l'amidon, interdits aux
diabétiques, à cause de leur analogie de composition et de réaction chimique avec l'oxygène dans
l'acte de la respiration.

Pour remplir la seconde indication, il faudra,
après avoir éloigné toutes les causes d'acidité
dont nous avons parlé plus haut, administrer ensuite les alcalis; car ce sont eux qui, jusqu'à
présent, ont donné dans le diabète les résultats
pratiques les plus satisfaisants; or, comme l'eau
de Vichy est un médicament alcalin naturel, le
plus chargé de tous ceux que nous connaissions,
il est évident qu'il sera préférable de l'employer,
d'autant que de nombreux exemples de guérison
en ont montré déjà toute la vertu. Ainsi M. Bouchardat les recommande comme un moyen qu'on
ne doit pas négliger, soit pour faciliter et régu-
lariser les digestions, soit pour rendre plus aisée
l'introduction d'une plus grande quantité d'aliments féculents.

M. Bernard a également démontré que non-
seulement la digestion influe sur la production
du sucre dans l'organisme, mais encore que le
sang des animaux, soumis à l'action du bicarbonate de soude recueilli longtemps après les repas,
fournit beaucoup moins de matière sucrée.

M. Miahle cite également quelques exemples
de guérisons remarquables de diabète, opérées en
très-peu de jours sous l'influence d'une forte alcalisation, à l'aide du bicarbonate de soude, de la
magnésie calcinée et de l'eau de Vichy. C'est d'a -
près ces données que beaucoup de malades, aujourd'hui, se rendent à Vichy pour y faire usage
des eaux. L'efficacité du traitement doit être attribuée ici à l'influence des eaux sur la digestion, l'estomac et le foie, ainsi que sur la nature
chimique du sang.

Il résulte en outre des expériences faites par
M. Frémy, qu'en faisant varier les aliments acides
ou alcalins des liquides nourriciers, on peut déterminer à volonté la présence ou l'absence du
sucre dans les sécrétions, ce qui vient à l'appui
des opinions émises sur le bon emploi des alcalis
dans le diabète. Quant aux moyens externes, il
faudra agir sur la peau pour rétablir la transpiration, faire usage de bains alcalins ou de
vapeur, pratiquer des frictions toniques et stimu-

lantes, porter de la flanelle, faire usage de sudorifiques, respirer un air vif et pur, faire de l'exercice par la marche.et la gymnastique, afin d'activer la circulation, la respiration et la sueur; il faudra éviter les acides, prévenir les mauvaises digestions, et surveiller surtout les malaises du côté du foie, qui très-souvent signalent le début du diabète.

Le résultat du traitement des malades atteints de diabète me permet de conclure que ceux qui se présentent à Vichy n'ayant qu'une quantité modérée de sucre, par exemple, une trentaine de grammes par litre d'urine ; que ces malades, dis-je, vers le milieu ou à la fin de la cure, remarquent ordinairement cette humeur entièrement débarrassée de la matière sucrée. Mais si cette proportion est plus élevée, et la maladie déjà ancienne, la disparition du glucose devient beaucoup plus difficile. Les épreuves analytiques destinées à faire connaître la situation des malades pendant la cure ont été faites, non pas avec la potasse ni avec l'eau de chaux, qui ne font qu'indiquer approximativement la présence du sucre, mais bien à l'aide de la liqueur titrée de Fehling, qui permet de déterminer, aussi bien qu'avec le polarimètre, le poids exact de matière sucrée contenue dans l'urine.

Dès que le sucre commence à diminuer, les malades ne tardent pas à s'apercevoir de ce changement par le retour général des forces physiques ; leur altération s'apaise, les urines sont moins abondantes, l'urée, l'acide urique et l'oxalate de chaux reparaissent, ce qui est un des signes positifs d'une guérison prochaine, puis la moiteur ou la transpiration de la peau ne tarde pas à revenir. Il ne faudra pas perdre de vue cependant que cette affection appartient à celles qui reparaissent facilement; c'est pourquoi le traitement alcalin et le régime devront être continués longtemps, voire même après que tous les signes de la maladie auront disparu. Il faudra, par conséquent, que les malades reviennent plusieurs années de suite à Vichy, attendu que les eaux, par la nature et la richesse de leur composition, sont encore aujourd'hui le meilleur mode de traitement que l'on connaisse dans cette cruelle affection, plus facile à guérir dès le début que plus tard.

Nos observations à cet égard constatent que sur un chiffre de malades traités par les eaux de Vichy, cinquante voient leur sucre disparaître, seize n'obtiennent aucune diminution, et trente-quatre restent sans résultat, comme avant la cure.

Albuminurie.

Si l'origine de cette maladie, qui paraît dépendre de divers phénomènes physiologiques de l'économie, est encore le sujet de nombreuses recherches, il n'en est pas de même de son diagnostic, dont les signes caractéristiques se traduisent par l'appauvrissement de l'albumine du sang, et par la présence d'une certaine quantité de cette substance dans les urines, avec ou sans globules sanguins. Lorsque ces derniers signes existent, elle porte plus particulièrement alors le nom de maladie de Bright ou de néphrite albumineuse. Dans tous les cas, cette affection est généralement suivie d'hydropisie des extrémités inférieures, et plus tard d'hydropisie générale.

Causes. — Plusieurs causes ont été signalées comme étant de nature à produire cette affection. Les uns ont pensé qu'elle pouvait dépendre d'un obstacle au cours du sang, d'un anévrysme du cœur et des gros vaisseaux, ou de mauvaises digestions, d'une maladie de la moelle ; on l'a signalée comme pouvant être consécutive à la diarrhée, à l'hépatite et au diabète ; les autres ont cru pouvoir l'attribuer à un défaut d'oxygénation pulmonaire, à une respiration gênée et incomplète, comme dans la phthisie et le croup, ou bien à l'exposition au froid et à l'humidité, à la suppression subite ou permanente de la transpiration ; on l'a crue aussi consécutive aux maladies de nature à entraver les fonctions de la peau, comme la scarlatine, la rougeole et le choléra, maladies dans lesquelles divers auteurs ont constaté la présence de l'albumine dans les urines.

On a dit aussi que l'habitude des liqueurs fortes, un mauvais régime, l'abus des saignées, la chlorose et la grossesse pouvaient déterminer l'albuminurie. D'autres interprétations physiologiques ont été données, par M. Mialhe en particulier, pour expliquer ce détournement de l'albumine du sang. Ainsi on a prétendu que l'albumine des aliments cessait de se transformer en fibrine dans le foie, et privait la nutrition du malade de cet élément plastique.

Toutes ces causes passagères ou permanentes prédisposent à la néphrite albumineuse, maladie que M. Rayer a particulièrement étudiée avec le plus grand soin en France, et qu'il attribue à l'inflammation directe, aiguë ou chronique, et souvent à la désorganisation du tissu des reins, à une congestion simple, sans maladie de Bright. L'irritation produite par les cantharides peut aussi la déterminer. Le docteur Osborne fait remarquer, à ce sujet, que ce ne sont pas seulement les reins qui produisent une sécrétion albumineuse, mais aussi toutes les autres surfaces ou tissus organiques, lorsqu'ils sont enflammés.

De toutes ces opinions le résultat est qu'on reconnaît aujourd'hui pour cause à cette maladie, comme fait matériel, la présence de l'albumine dans les urines, avec diminution de la matière fibrineuse ou plastique du sang, ce qui donne lieu aux hydropisies ou cachexies séreuses dont ces malades sont atteints. Dans cet état, on voit bientôt survenir la diminution des forces et le trouble général des fonctions organiques.

Traitement. — Ces théories diverses sur la cause de l'albuminurie expliquent aujourd'hui la différence des succès obtenus par les divers moyens de guérison qui ont été adoptés. Quoi qu'il en soit dans cette affection, le traitement doit avoir pour but de rétablir dans l'économie l'albumine désorganisée, en dirigeant la médication suivant les causes déterminantes, indiquées plus haut. C'est ainsi qu'on a préconisé, comme méthode générale de traitement, les aliments azotés, gras et fortifiants, les médicaments diurétiques, les saignées générales ou locales, les bains de vapeur et les alcalis. Les médecins qui ont con-

seillé ce dernier traitement ont pensé que si la
soude venait à manquer, il en résulterait bientôt
une coagulation albumineuse dans les vaisseaux
capillaires, avec obstacle à la circulation ; ils ont
voulu aussi favoriser la dissolution et l'écoulement de l'albumine dont les reins sont particulièrement pénétrés dans cette maladie. En recommandant particulièrement les eaux de Vichy,
on a eu pour but également de rendre la digestion plus parfaite, et de donner au foie plus de
facilité dans la transformation de l'albumine alimentaire en fibrine.

Il faudra donc stimuler la peau par les bains
et la membrane muqueuse digestive par l'eau en
boisson, et seconder leur action par l'usage de
quelques toniques, tels que vins généreux, aliments fortifiants, préparations amères et ferrugineuses, de manière à relever les forces digestives et ramener à l'état normal les humeurs de
l'économie. Sous ce double rapport, les eaux de
Vichy conviennent parfaitement. Il faudra en
même temps que les malades aient soin de se
couvrir le corps de flanelle, afin d'entretenir la
circulation et de fortifier la transpiration cutanée.
Nos observations d'albuminurie sont trop peu
nombreuses pour en tirer des conclusions convenables.

Mode d'administration des eaux.

Les eaux minérales de Vichy sont administrées sous diverses formes : en boisson, bains, douches et lavements, pures ou mélangées, selon l'indication du médecin traitant.

L'efficacité des eaux, indépendamment des matériaux actifs qu'elles renferment, dépend en partie de leur mode d'application et des formes plus ou moins variées sous lesquelles on les présente aux malades ; comme aussi le tempérament, le genre de maladies, l'état du malade, ou l'organe affecté, sont autant de circonstances qui font varier les résultats et qui démontrent également qu'il faudra préférer, chez certaines personnes, l'eau en boisson, et chez d'autres les bains ou les douches.

Quant à ce qui concerne les doses d'eau à administrer à chaque malade, ceci exige une attention toute spéciale de la part du médecin-traitant, soit au commencement, soit pendant la cure ; car les quantités doivent varier incontestablement comme elles varient à l'égard des autres médicaments ; c'est pourquoi il faudra aussi examiner avec soin l'état de l'estomac et de tout l'appareil digestif, car il arrive souvent que ces organes ne peuvent supporter la plus petite quantité d'eau sans la vomir, ou sans déterminer des coliques et de la diarrhée. On conçoit alors que les bains seront très-utiles, et permettront au malade d'attendre un moment plus favorable pour compléter la cure.

D'autres malades, au contraire, ne doivent prendre les eaux qu'en boisson. Dans cette classe se trouvent ceux qui sont disposés aux congestions pulmonaires ou cérébrales, ainsi qu'aux maladies du cœur, ceux également qui sont atteints d'hydropisie du ventre ou des jambes, les femmes enceintes, une certaine classe de goutteux, ceux qui présentent à leur arrivée une sensibilité trop grande des articulations, ou qui sont menacés d'une inflammation ; il faut, dans ces cas, redouter l'action des bains, à cause de leur action sur la peau, car ils pourraient la fluxionner de nouveau, et rappeler l'accès.

Toutes ces indications sommaires démontrent combien est utile et délicate la connaissance pratique du mode d'administrer les eaux de Vichy, ainsi que nous allons le voir d'ailleurs en commençant par les bains.

BAINS.

Les malades ne pouvaient prendre anciennement des bains à l'établissement que sur la
prescription spéciale des médecins inspecteurs :
ce privilége a été aboli, depuis 1843, par un arrêté ministériel qui concède ce droit à tous les
médecins résidant à Vichy ou à Cusset. A l'époque
reculée dont nous parlons, on ne commençait les
bains qu'après avoir pris, pendant plusieurs jours
de suite, l'eau minérale en boisson. Aujourd'hui,
les malades s'empressent beaucoup trop de faire
marcher ces deux moyens ensemble. Quoi qu'il
en soit, je dirai que l'eau de Vichy, sous forme
de bains, possède de très-grands avantages :
1° celui d'exciter la peau, de déterminer une
sueur abondante suivie de chaleur avec picotements ; quelquefois, rarement, il est vrai, il survient une éruption de petits boutons de nature
exanthémateuse, désignés sous le nom de *psydra-
cia thermalis* ; 2° celui d'introduire dans l'économie, avec autant de rapidité que par l'estomac,
les principes salins des eaux, les seuls qui paraissent être absorbés par la peau.

Ces bains peuvent aussi déterminer de l'insom-

nie, de l'agitation ou de la céphalalgie, et quelquefois un mouvement fébrile, ou réveiller d'anciennes inflammations cutanées. Ils sont surtout
favorables aux personnes dont l'appareil digestif
est trop irrité ou irritable ; dans les maladies des
voies urinaires, des organes du ventre, dans les
névroses hyposthéniques, les douleurs musculaires
ou articulaires, ainsi que dans toutes les irrita-
tations ou inflammations viscérales, où l'eau,
prise à l'intérieur, ne pourrait qu'augmenter le
mal au lieu de le détruire.

C'est au médecin à apprécier l'opportunité de
toutes ces indications : il devra déterminer la durée et la température du bain ; ceci est un point
important à considérer, parce qu'un bain pris
trop froid ou trop chaud fait varier singulièrement l'effet qu'il doit produire. Sans entrer ici
dans toutes les considérations qui se rattachent à
la température des bains, ce qui m'entraînerait
trop loin, je dirai seulement, comme un fait d'observation s'appliquant à tous les bains en général, que le bain tiède, dont le degré de chaleur
est de 32 à 35° cent., agit plus avantageusement
que ceux qui sont plus chauds ou plus froids, attendu qu'à cette température il est toujours suivi
d'un sentiment de bien-être avec chaleur agréable, qu'il relâche doucement les tissus, en favori-

sant davantage l'absorption et les sécrétions. Le bain trop chaud, c'est-à-dire celui qui dépasse la température ordinaire de l'intérieur du corps, qui est de 36 à 37° cent., produit parfois une excitation variable, avec fièvre et congestion pulmonaire et cérébrale, accompagnée d'accélération de la circulation, de sueurs abondantes et de lassitude générale, dont l'ensemble peut durer plusieurs jours.

Les bains froids de 20 à 25° cent. sont toniques, à condition qu'on y reste peu de temps, de quinze à vingt minutes, sans quoi ils sont débilitants, et refoulent vers les poumons et le cerveau le sang porté à la périphérie du corps ; ils ont les mêmes inconvénients que les bains trop chauds, mais c'est en agissant d'une autre manière.

Règle générale, les bains doivent être chauds pour les personnes faibles et tempérés pour les gens forts ; quant à la durée, elle doit être réglée d'après le tempérament du malade et son état de faiblesse. Elle varie aussi selon les habitudes et l'expérience des localités ; à Vichy, elle est de une heure pour les bains de baignoire, et de deux ou trois pour les bains de piscine. Après ce laps de temps, on a remarqué que la peau cessait d'absorber, et qu'il n'y avait aucun avantage, sous ce rapport, à les prolonger au delà.

Le médecin doit également déterminer la quantité d'eau minérale à mettre dans les bains ; elle
doit varier suivant la constitution, la force du sujet, la nature de la maladie, et celle de la peau
du malade. Ceci est à considérer pour les femmes;
à cause de l'excitation plus facile et plus sensible
chez elles ; par suite de la délicatesse du système
cutané ; c'est pourquoi la transpiration chez elles
est plus facile, et la sécrétion des urines moins
abondantes que chez les hommes.

Ces bains sont très-utiles aussi, comme nous
le verrons plus loin, dans certaines affections de
la peau, accompagnées de prurit ou de démangeaisons sans inflammation cutanée. C'est en dissolvant, par son alcali, l'épiderme ou membrane
mince, écailleuse qui recouvre la peau, et en rendant la transpiration plus facile qu'elle favorise la
résolution de ces maladies. Il convient de suspendre
les bains pendant l'écoulement périodique. Cette
fonction a trop d'influence sur la santé et est trop
sujette à se déranger pour qu'on doive la compromettre légèrement.

Il est utile que le malade, en sortant du bain,
soit essuyé promptement avec du linge chaud,
pour que la peau ne reste pas exposée à l'action
réfrigérante de la vaporisation qui s'échappe du
corps ; ce soin est plus particulièrement recom-

mandé aux personnes affectées de la goutte ou de douleurs rhumatismales.

D'autres recommandations hygiéniques, concernant les bains en général devraient être indiquées ici. Nous le ferons brièvement, pour satisfaire au désir manifesté par quelques malades, sans cependant dépasser les bornes de cet ouvrage : c'est ainsi qu'il faudra être à jeun ou avoir soin de ne se mettre dans un bain tempéré qu'après un temps suffisant pour que la digestion soit entièrement terminée.

Si le bain, au contraire, est froid, il ne faudra pas se trouver tout à fait à jeun, afin d'être en état de réagir contre l'impression d'une basse température ; après un court séjour dans un bain, il n'y a aucun inconvénient à prendre quelques aliments légers, un bouillon, un potage ou une tasse de chocolat. Cette alimentation est même utile dans les bains de piscine, quand ils doivent être prolongés, afin d'éviter la débilité qui est le résultat ordinaire de ces sortes de bains.

On peut également, sans aucun danger, manger immédiatement après un bain, à moins qu'il y ait nécessité pour le malade à provoquer une transpiration abondante, et l'on y parvient facilement en prenant une heure de repos dans un lit convenable. Ce moyen est très-utile pour favoriser et accroître la sudation, alors que cette action de la peau a été reconnue utile pour la guérison de la maladie.

Les bains de vapeur comportent comme les bains froids, une alimentation légère, un quart d'heure ou une demi-heure avant de les prendre, afin de réagir également contre l'action éminemment débilitante.

Quant aux autres indications que nous aurions encore à donner, les malades les trouveront dans chaque localité balnéaire ; l'expérience a appris à les connaître, d'après la nature des eaux et le genre de maladies qu'on a l'habitude d'y traiter.

BAINS DE VAPEUR.

D'après le récit de Chomel, il existait anciennement des bains de vapeur ou étuves humides à Vichy. Voici, à ce qu'il paraît, comment ces bains étaient disposés. On mettait les personnes malades dans un vaisseau de pierre taillé en forme de cuve, dans le fond duquel l'eau minérale coulait entre deux planches ; la première était à jour, pour laisser passer la vapeur, en sorte que les personnes n'étaient mouillées que par les gouttes de sueur qui tombaient abondamment de leur corps. On mettait ensuite sur la cuve un drap ou une couverture, la tête seule du malade paraissant au dehors, et, de temps en temps, on lui essuyait le visage.

La transpiration provoquée par les bains est un puissant moyen de secours dans quelques maladies ; les sueurs agissent en outre comme les urines : elles nous enlèvent les produits les plus animalisés de notre corps et diminuent par conséquent l'embonpoint.

Le bain de vapeur à la température ordinaire des sources, ou chauffé dans une chaudière, ne pourrait avoir qu'une action stimulante sur la peau, suffisante dans quelques cas, mais souvent incomplète, attendu que d'après mes expériences les vapeurs d'eau minérale dans cette condition ne renferment que de l'acide carbonique et de la vapeur d'eau. Ainsi obtenue, son action ne peut avoir évidemment la valeur d'une médication alcaline, telle qu'on doit l'exiger à Vichy ; car je ne suis parvenu à obtenir les sels fixes des eaux qu'en la projetant par le moyen d'une pomme d'arrosoir sur une plaque de fonte fortement chauffée ; c'est alors seulement que j'ai pu constater la présence de la soude dans la vapeur et l'air environnant.

C'est d'après un système d'évaporation semblâble qu'on devrait établir à Vichy des bains de vapeur ou bien des salles d'inhalation. Ce nouveau mode d'administrer les eaux serait très-utile et trouverait de nombreux sujets d'application chez les goutteux, par exemple, les rhumatisants, les diabétiques et les albuminuriques. Il serait, par conséquent, à désirer dans l'intérêt de tous les malades qu'un moyen aussi puissant de guérison fût rétabli à Vichy. Nous soumettons cet avis à l'activité intelligente et éclairée de MM. les membres de la compagnie concessionnaire.

DOUCHES.

Les douches, que Mme de Sévigné, étant à Vichy en 1676, appelait une répétition du purgatoire, consistent à diriger sur une partie du corps, avec plus ou moins de violence, le jet d'une colonne d'eau minérale, d'un volume déterminé. La direction qu'on donne à ce jet lui a fait prendre les noms de douche ascendante, latérale ou descendante. La forme du jet varie suivant l'indication de la maladie ; il en est de même de sa durée et de sa hauteur. Quant à sa force, on la règle suivant l'ouverture du robinet. La durée d'une douche est ordinairement de dix à vingt minutes.

On peut les diviser également en douches *ré-vulsives*, quand on les applique sur les parties éloignées du mal, et *dérivatives*, alors qu'on les dirige sur l'organe malade. On emploie les premières toutes les fois que la partie affectée est trop irritée, trop sensible ou enflammée, dans le but de faire cesser l'état maladif, en développant ailleurs une irritation en quelque sorte supplémentaire sur un organe qui n'est nullement affecté, ou qui a cessé subitement de l'être à l'instant où la maladie qu'on veut guérir s'est développée dans un organe plus ou moins éloigné.

On emploie également les douches dérivatives pour attaquer des organes dont les parties sont froides, empâtées et sans douleur, afin d'y rappeler la chaleur, de réveiller les fonctions de la peau, de dégorger ou de rétablir le jeu de parties locales qui fonctionnent mal.

Indépendamment de l'action locale, stimulante, nerveuse, analogue au massage, ce moyen, je dois le dire, n'est efficace qu'autant qu'on emploie concurremment les bains et l'eau en boisson. Ce mode de traitement a son utilité dans les engorgements du foie et de la rate; dans les maladies des articulations par suite de douleurs goutteuses, rhumatismales, musculaires ou sciatiques, sans douleur ni chaleur de la partie affectée. Or, comme toute douche ébranle le système nerveux, on aura soin, pour calmer l'effet général et local de la partie douchée, de se placer immédiatement après dans un bain mitigé pendant une demi-heure au moins.

Les douches doivent être administrées avec le plus grand soin ; on évitera que le jet du liquide ne frappe avec trop de violence les parties malades sensibles, en commençant par la circonférence du point affecté. Il faut seulement que la percussion fasse rougir vivement la peau, pour que l'effet désiré soit produit, sans aller toutefois jusqu'à la vésication, ce qui pourrait arriver par la seule force du calorique de l'eau. Les douches peuvent être administrées une ou deux fois par jour, pendant dix ou quinze jours de suite ; on peut les cesser et les reprendre avec le même avantage, après plusieurs jours de repos.

Ce mode de traitement peut également être appliqué contre les engorgements ou contre le relâchement des ligaments de la matrice. On peut le remplacer par de simples irrigations, à l'aide du clysopompe. Les malades prennent ces irrigations pendant qu'elles sont couchées dans le bain. Ce moyen sera très-favorable dans les cas de suppression des règles et de stérilité.

Quant à la douche ascendante, elle n'est utile

que lorsqu'il y a paresse ou atonie des intestins
sans irritation, et toutes les fois qu'on voudra rétablir le flux hémorrhoïdal ou les règles supprimées. C'est alors surtout que les douches vaginales
seront très-utiles.

LAVEMENTS.

L'eau minérale prise en lavements et conservée
dans le corps constitue un véritable bain interne;
elle est aux aux intestins ce que l'eau en boisson
est à l'estomac, ayant non-seulement alors une
action locale, mais une action générale, par suite
de son absorption, laquelle est très-active en ce
point, à cause de la présence d'un grand nombre
de vaisseaux absorbants.

Cette manière inusitée d'administrer l'eau de
Vichy m'a procuré des résultats remarquables de
guérison; elle m'a permis, en outre, de pouvoir
diminuer et même de remplacer celle qui aurait
dû être prise par l'estomac, toutes les fois que l'irritabilité de cet organe mettait le malade dans
l'impossibilité de profiter du bénéfice de la saison.
La température naturelle des sources rend d'ailleurs ce mode d'administration très-facile, puisqu'on peut l'employer sans avoir besoin de sou-

mettre l'eau à l'action préalable de la chaleur artificielle.

Les circonstances dans lesquelles les eaux ainsi employées ont été le plus utiles sont : les constipations opiniâtres avec paresse des intestins, et les altérations de la membrane muqueuse des côlons, par suite de diarrhée ou de dyssenterie chroniques. On peut aussi s'en servir pour dissiper les engorgements des ovaires et de la matrice. Je rapporterai ici une guérison remarquable de ce genre obtenue chez une dame anglaise qui, après plusieurs couches laborieuses, avait vu se développer lentement un engorgement considérable de l'ovaire du côté droit. Cette dame, après avoir fait usage pendant un mois des eaux en bains et en boisson, ne voyant aucune amélioration dans son état, allait quitter Vichy lorsqu'elle vint me consulter. Je lui conseillai de faire usage de trois lavements par jour d'eau de la Grande-Grille, en lui recommandant de les garder le plus longtemps possible. Après un mois de traitement, et à la grande satisfaction de la malade, le volume de la tumeur avait considérablement diminué ; elle pouvait, à cette époque, se baisser sans difficulté et faire de longues courses , ce qui auparavant lui était impossible. Il faut dire aussi que cette personne n'avait pas cessé totalement de faire usage des bains ; elle y mettait seulement un intervalle de trois ou quatre jours, par suite de la faiblesse musculaire qu'elle disait éprouver toutes les fois qu'elle en prenait. L'eau en boisson avait été abandonnée à la fin du premier traitement, son estomac ne pouvant plus la supporter. Cette dame quitta Vichy, heureuse enfin du succès qu'elle avait obtenu.

Un autre malade de l'hôpital a été guéri de la même manière d'une tumeur qui s'était développée dans l'épaisseur du côlon ascendant ; plusieurs autres, atteints de coliques chroniques, ont obtenu, par ce moyen, des résultats tout aussi satisfaisants. Il en a été de même à l'état des engorgements du foie ; cet organe, d'ailleurs, se prête parfaitement à ce mode d'administration, attendu que la veine porte prend naissance dans les intestins, pour se rendre spécialement au foie, où elle dépose les produits qu'elle a puisés par ses racines sur toute l'étendue du tube digestif.

BOISSONS.

Après avoir passé en revue les divers moyens d'administrer les eaux, nous devons parler de celui qui consiste à les faire prendre en boisson.

J'insisterai longuement sur ce point, parce que
c'est en partie la manière la plus avantageuse
d'en faire usage. Mais auparavant, disons un mot
sur la difficulté que l'on rencontre à trouver la
source qui convient à l'estomac du malade, ce
qui exige parfois quelques tâtonnements. Bien
que l'analyse chimique n'indique entre elles
aucune différence de composition, pour ainsi
dire, il n'en est pas moins vrai que leur manière
d'être n'est pas égale pour toutes les personnes,
ce qui prouve que les diverses sources doivent
être considérées comme très-analogues, mais
non comme identiques. C'est ainsi, par exemple,
que de deux individus placés dans les mêmes conditions maladives, l'un se trouvera bien d'une
source, tandis que l'autre ne pourra pas la supporter. Ce résultat, qui se rencontre assez fréquemment, n'a pu jusqu'à présent trouver une
explication satisfaisante. Voici, à cet égard, l'opinion du baron Lucas : « Les sept sources de Vichy,
« dit ce médecin, présentent dans leur emploi
« médical des différences bien plus importantes
« qu'on ne pourrait le croire d'après l'analyse
« chimique ; et bien qu'il soit difficile d'apprécier
« à *priori* la raison de cette différence, des obser-
« vations nombreuses, renouvelées depuis vingt-
« trois ans, ne me laissent aucun doute à cet

« égard. Dans cet état d'incertitude, il faut in-
« terroger la susceptibilité des organes, la mobi-
« lité nerveuse des malades ; il faut tâtonner pen-
« dant tout le cours du traitement. Cette même
« circonspection est nécessaire surtout suivant les
« changements de l'atmosphère : la température,
« le degré d'humidité, l'état électrique de l'air,
« sont autant de causes influentes qu'il n'est ja-
« mais permis de négliger. »

Le second point à considérer, après avoir reconnu la source qui convient aux dispositions de
l'estomac des malades, c'est de trouver les quantités nécessaires à la cure individuelle. Cette importante question, qui n'avait nullement éveillé
jusqu'à présent l'attention des médecins de Vichy,
consiste à placer les malades dans des conditions
régulières d'alcalinité. La seule indication que
recevaient les buveurs, avant mon arrivée, était
de se rendre à telle ou telle source, et d'y puiser
trois ou quatre verres d'eau, soir et matin, et
souvent plus ; car les malades sont toujours disposés à dépasser la dose prescrite par le médecin,
tant ils désirent, et on le conçoit, se débarrasser au plus vite de leurs infirmités, et abré-
ger le plus possible la durée du séjour ; de telle
sorte que, s'ils arrivaient à la dose d'eau convenable, ils le devaient bien plus à un heureux

hasard qu'à une direction raisonnée de leur part. Cette marche peu régulière avait deux inconvénients également funestes, qui étaient de prendre trop ou trop peu ; ce qui ne saurait arriver après l'examen chimique que j'ai le premier mis en usage d'une manière méthodique, avec le plus grand avantage et sans aucun des inconvénients attachés à la méthode habituelle dite *à discrétion*, ou bien suivant la tolérance de l'estomac des malades.

Cette méthode, que j'emploie journellement, consiste à constater tous les matins dans les humeurs acides à l'état normal, et particulièrement dans l'urine ou les sueurs, à l'aide des papiers réactifs de curcuma ou de tournesol, ce dernier rougi par un acide faible, la quantité d'eau minérale nécessaire à chaque individu pour modifier son état humoral et l'élever au degré d'alcalinité convenable, afin de pouvoir, par ce moyen bien simple, diminuer ou augmenter la quantité d'eau minérale, suivant l'état chimique des sécrétions. L'alcalinité n'est ici qu'un moyen précieux que la chimie nous offre pour mesurer, si je puis m'exprimer ainsi, la quantité d'eau minérale qui convient à chaque constitution ; un thermomètre destiné à faire connaître l'état de nos humeurs pendant la cure ; une boussole, enfin, qui doit servir de guide aux malades et aux médecins, et non point seulement pour constater la présence d'un agent thérapeutique sur lequel doit reposer toute la puissance des sources de Vichy ; car, nous devons le reconnaître, les autres éléments de l'eau sont, sans aucun doute, tout aussi utiles à la guérison que le bicarbonate de soude, dont on ne peut incontestablement les séparer sans détruire à l'instant la solidarité d'action du médicament dont l'ensemble constitue le traitement par les eaux de Vichy.

Je dirai à ceux qui, à cet égard, se font un métier de critiquer à Vichy les idées des autres, s'imaginant par là faire sans doute étalage d'un grand savoir, *qu'en toute chose, il ne faut ni aller au delà, ni rester en deçà du but ;* inconvénients graves, dont le procédé que j'ai indiqué peut, à lui seul, mettre à l'abri les personnes qui désirent faire une cure convenable.

Cette manière régulière de faire usage des eaux a été appliquée, non-seulement aux malades de l'hôpital militaire, mais encore aux personnes étrangères à cet établissement. Par là j'ai été conduit à m'assurer que les anciens médecins approchaient bien plus de la vérité que ceux d'aujourd'hui, relativement aux quantités d'eau nécessaires au traitement de chaque malade. Les anciens intendants ou médecins des eaux étaient, avec raison, très-réservés dans les doses qu'ils faisaient prendre en boisson ; car Fouet recommande très-expressément de ne les boire qu'à petites doses et de n'augmenter que par huit onces. D'autre part, il nous dit que si on veut les prendre avec fruit, il ne faut en boire que trois ou quatre verres par jour, pendant trente ou quarante jours, afin de donner au sel le temps d'agir sur les humeurs, qui lui résistent longtemps, et sur lesquelles, quand on les presse, dit-il, elles ne font que glisser et n'emportent rien.

Comment, en effet, ne pas se voir exposé à de pareils mécomptes et ne pas occasionner de violentes inflammations gastro-intestinales en buvant des dix, quinze et vingt verres d'eau minérale pure, et quelquefois plus, alors que la peau, organe beaucoup moins impressionnable que l'estomac, ne peut, sans s'enflammer, supporter longtemps le contact de cette même eau pure ?

A l'aide du procédé dont j'ai parlé, je suis parvenu à reconnaître des différences individuelles bien grandes. C'est ainsi que j'ai vu des malades être complétement alcalisés avec deux verres d'eau minérale pendant vingt-quatre heures, chaque verre ayant une contenance de 250 grammes ; tandis que d'autres ne parvenaient à manifester des traces d'alcalinité qu'après en avoir avalé quinze ou vingt verres. Il est facile de concevoir par là combien, avec une eau aussi énergique, il eût été dangereux et compromettant d'en boire, dans le premier cas, huit ou dix verres seulement, ainsi que cela se pratique journellement parmi les malades, et, à plus forte raison, si cette dose eût été poussée plus loin, comme on le voit très-fréquemment. Il faut cependant que la quantité soit assez élevée, sans quoi les acides de l'estomac pourraient s'emparer de tout l'alcali ; et, dans ce cas, le sang et par suite tous les organes s'en trouveraient privés, et le traitement, dès lors, serait incomplet.

J'ai vu également, à l'aide de ce moyen d'appréciation, que les constitutions délicates, que les malades les plus affaiblis par de graves ou longues maladies, étaient ceux qui se trouvaient saturés avec des doses très-minimes, un ou deux verres, par exemple ; tandis que les personnes les plus fortes étaient celles qui se trouvaient les plus réfractaires à l'alcalisation.

Cette observation est de la plus haute importance pratique, car ce sont précisément les plus faibles et les plus malades qui, par ces motifs, se croient dans la nécessité d'en prendre des quantités plus fortes. Voilà ce qui nous explique les nombreux accidents qui arrivent si souvent aux buveurs, alors qu'ils ne prennent pour guide que leurs propres sensations, et pour règle de conduite que les dérangements apportés dans l'ordre des fonctions.

Il peut se faire qu'en prenant les eaux à *discrétion*, comme les prescrivent encore, malgré les inconvénients que nous avons signalés, la plupart des médecins de Vichy, quelques malades supportent des doses considérables d'eau avec un amendement rapide dans les symptômes de leur maladie ; puis il arrive tout à coup que ces personnes se trouvent incommodées et forcées de cesser le traitement pour le reprendre plus tard ; mais ce retour n'est pas toujours possible, soit par dégoût, soit par intolérance de la part de l'estomac, qui se trouve ordinairement fatigué par ces doses outre mesure administrées dès le début. Il est cependant quelques constitutions rebelles, rares à la vérité, qui ne sont nullement influencées par l'action des eaux, et chez lesquelles la manifestation alcaline se produit très-difficilement. Dans ce cas, il ne faudrait pas insister pour l'obtenir, dans la crainte d'irriter les voies digestives. Cela prouve seulement qu'il existe des constitutions dont les humeurs sont très-acides et difficiles à être modifiées.

L'alcalinité disparaît souvent quand les malades veulent dépasser certaines limites. Il survient, dans ce cas, une espèce de fièvre générale ou locale, qui fait que les urines, qui étaient alcalines, peuvent, si le trouble général causé par l'eau est assez prononcé, devenir acides bientôt après.

Je dois blâmer également l'usage, généralement répandu, de prendre les eaux alcalines coupées avec du vin, pendant le repas; c'est un moyen auquel certainement ceux qui le conseillent n'ont point réfléchi, mais dont on comprendra l'inconvénient, quand on saura que le vin, à cause de son acidité naturelle, détruit complétement l'alcalinité de l'eau minérale, alcalinité qu'il importe tant de conserver, et qui constitue, pour ainsi dire, la partie active et essentielle de l'eau minérale de Vichy. Cette action neutralisante est tellement puissante, qu'un verre de vin rouge ordinaire de Bourgogne, qui n'est pas très-acide, détruit l'alcalinité des trois verres de la même dimension d'eau des Célestins, la plus alcaline de toutes les sources.

Il est ici une remarque à faire, c'est que les malades prennent sans répugnance des quantités d'eau minérale qu'ils ne pourraient jamais avaler si c'était de l'eau ordinaire. C'est aussi, en fait de médication alcaline pour la diphthérite, l'angine couenneuse et le croup, la plus simple et la plus facile à faire prendre aux enfants.

Durée du traitement.

La durée de la saison des eaux est une question difficile à résoudre ; elle est subordonnée à une foule de circonstances que personne ne peut déterminer d'avance, vu que pour certaines affections la guérison pourra avoir lieu au bout de quelques jours, tandis que pour d'autres il faudra plusieurs mois, et même des années. Cela dépend évidemment du plus ou moins de gravité des maladies et de la tolérance des malades pour le médicament.

Tardy pensait, relativement à la durée du traitement, que pour désobstruer les humeurs, il fallait huit jours seulement, en ne prenant jamais plus de quatre verres par jour ; et encore, dit cet auteur, cette dose est-elle trop considérable. Pour guérir une infirmité ordinaire, il faut quinze jours ; et pour détruire les obstructions rebelles, les paralysies, les engorgements du foie, de la rate, etc., deux ou trois mois, en ayant soin de prendre, après chaque huitaine, quelques jours de repos. Il recommandait à ceux qui partaient de faire usage des eaux huit ou dix jours par mois, dans le courant de l'année.

« On s'abuse étrangement, dit Tardy, si l'on « pense qu'en prenant chaque matin six ou huit « livres d'eau, ou trois ou quatre pintes pendant « vingt jours consécutifs, on doive en attendre « les mêmes succès que ceux qu'on a lieu d'espérer « lorsqu'on emploie deux mois pour en consom- « mer la même quantité.

« Cet abus, continue le même auteur, est beau- « coup moins à craindre pour les personnes qui « n'ont que de petites maladies à combattre que « pour celles qui en ont de graves. »

Dans tous les cas, voici, sous ce rapport, ce que l'expérience nous a permis de recueillir dans le service de l'hôpital militaire de Vichy : tous les malades qui étaient atteints d'engorgement du foie ou de la rate ont été mesures tous les quinze jours, ainsi que l'organe malade; cette opération a été faite avec le plus grand soin pendant une période de deux mois; au bout de ce temps, il est résulté de nos diverses épreuves que ceux qui, après un mois ou quarante jours, n'avaient pas encore éprouvé de diminution dans le volume de l'engorgement, n'ont rien gagné par la suite, car leur état est resté stationnaire jusqu'à leur sortie

de l'hôpital, malgré la continuation du traitement; qui a duré soixante jours pour les plus
graves. Il faut ajouter aussi que, dans les derniers
jours, la faiblesse musculaire et l'espèce de dégoût que les malades éprouvaient à boire nous
ont mis dans la nécessité de ralentir l'usage des
eaux, et même de suspendre chez quelques-uns le
traitement ; ce qui tendrait à prouver qu'après
quarante jours de séjour bien employés, les malades peuvent, en général, se considérer comme
ayant satisfait aux exigences d'une saison complète ; de telle sorte que si, à cette époque, ils ne
sont pas guéris, il vaut mieux les renvoyer à une
autre année que de les obliger à continuer péni-
blement un traitement qu'ils finissent toujours
par suivre avec dégoût, et, par conséquent, sans
aucun bénéfice pour leur santé.

Il est d'observation que les saisons à Vichy,
sous le rapport de leur durée, peuvent être divi-
sées en trois catégories : elles seront de vingt jours
pour les affections légères, de trente jours pour
les moyennes, et de quarante jours pour les plus
graves, les plus enracinées. C'est un moyen dont
il ne faut pas abuser, car on voit souvent qu'une
fois l'impulsion donnée, l'action vitale des organes
malades, mise en jeu par les eaux, suffit ensuite
pour achever la guérison. L'effet consécutif de la

cure n'est pas toujours sensible au moment du départ des malades ; ce n'est ordinairement qu'un mois et même plusieurs mois après avoir cessé les eaux, que la personne pourra juger du résultat définitif du traitement.

Le retard que la nature apporte à manifester le bienfait des eaux peut s'expliquer de la manière suivante : le sang étant l'incitateur de toutes nos fonctions, et le réparateur de tous nos organes, ces organes, reconstitués pendant la cure à l'aide du sang modifié par les eaux, ne peuvent être en état de fonctionner qu'après avoir acquis évidemment une certaine force de cohésion, laquelle, comme chez les enfants qui viennent au monde, ne s'obtient qu'après une durée de quelques mois.

Précautions observées anciennement.

Après avoir étudié tous les écrits qui ont été publiés sur les eaux de Vichy, on ne doit plus être surpris aujourd'hui des cures remarquables qu'on voyait autrefois, et qui se réaliseraient très-facilement de nos jours, si l'on voulait se soumettre aux privations et aux précautions minutieuses des temps passés. Pour mieux faire ressortir à cet égard la différence qui existe entre ce qui se faisait

autrefois et ce qui se fait actuellement, et comparer la différence des résultats obtenus aux deux
époques, nous rappellerons que les anciens médecins recommandaient à leurs malades, plus do-
ciles qu'aujourd'hui aux prescriptions du docteur, de vivre très-régulièrement quinze ou vingt
jours avant de se rendre aux eaux ; de n'y arriver
qu'à petites journées, de manière à ne pas perdre
le sommeil pendant tout le voyage ; de se reposer,
en arrivant, deux ou trois jours de suite ; de se
passer de domestique, et d'éloigner tous les soins
et inquiétudes, de quelque nature qu'ils fussent.
Quelques malades se faisaient saigner plusieurs
fois, d'autres se purgeaient ; le tout pour se disposer à l'usage des eaux. D'autres fois, on leur
faisait boire trois verres d'eau minérale, pendant
trois ou quatre jours, avant de prendre le purgatif, afin de détremper les humeurs et de faciliter
l'action purgative des médicaments. On conseillait aux malades de manger seuls, pour ne pas
s'exposer à manger par complaisance ; de ne pas
dormir après les repas ; de prendre les eaux par
petites quantités, de 16 à 20 onces, et d'aller
ensuite en augmentant de 6 en 6 onces, jusqu'à
ce qu'on fût arrivé à la dose qu'on ne devait pas
dépasser. L'eau en boisson devait être prise le
matin, en s'arrangeant de manière à avoir fini le

dernier verre à huit heures pendant les chaleurs;
et à neuf dans les temps frais. On disposait
les personnes en leur faisant prendre préalablement du bouillon de poulet ou de veau, dans lequel on ajoutait de la chicorée sauvage, de la
laitue et de la poirée; on avait remarqué que, par
suite de ces précautions, les effets des eaux étaient
beaucoup plus prompts, plus soutenus et plus
sensibles. Lorsque la maladie n'était pas grave,
on faisait prendre au malade, dans le premier
verre d'eau minérale, deux onces de manne;
d'autres fois, les individus ne se purgeaient
qu'après avoir pris les eaux pendant quatre ou
cinq jours.

Il faut, disait Tardy, que le malade s'adresse
au médecin, non-seulement pour savoir si les eaux
lui sont convenables, mais encore pour qu'il le
dirige sur la source qui paraît convenir davantage
à sa position et à son tempérament; pour qu'il
détermine la quantité et le temps pendant lequel
on doit en faire usage, la composition du bain, sa
durée, sa température, et qu'il juge si le malade
a besoin d'être saigné ou purgé, ce qui est très-
important pour les femmes à causes des règles, et
pour les hommes à cause des hémorrhoïdes.

Nous n'en dirons pas davantage au sujet des précautions que l'on prenait anciennement, persuadé

que cela suffira pour éveiller l'attention des malades et leur faire comprendre que si on n'obtient pas aujourd'hui des guérisons aussi miraculeuses qu'autrefois, il ne faut pas s'en prendre à la vertu des eaux, qui est toujours la même, mais bien au régime que l'on ne suit pas, et aux précautions hygiéniques qu'on ne prend plus. Je ne suis pas d'avis que les malades insistent, pendant les repas, sur l'usage exclusif des eaux alcalines ; il faut en tout une juste proportion, car il serait à craindre que toute l'acidité du suc gastrique, dont une partie est nécessaire à une bonne digestion stomacale, ne fût détruite complétement; ce qu'il faut surtout éviter.

Règles hygiéniques à suivre dans la médication des eaux alcalines.

Lorsque la santé est compromise, on ne saurait examiner de trop près les conditions hygiéniques dans lesquelles on doit se placer pour rendre au sang les éléments de vie qu'il a perdus, ainsi que les soins à prendre pour favoriser les propriétés des médicaments dont on doit faire usage.

Les adjuvants diététiques et hygiéniques sont d'une importance réelle, et il ne faut pas les négliger à Vichy, à cause de la nature toute particulière des eaux. Il faut choisir aussi, quand on se rend aux eaux, une localité où règne un air pur, un climat doux, un site d'un aspect agréable ; il est rare qu'on n'obtienne pas déjà, avec ces conditions, d'innombrables avantages pour le rétablissement de la santé. Sous ce rapport, Vichy et ses environs n'ont rien à envier aux pays les plus favorisés. Pour répondre à toutes ces indications et ne rien omettre de ce qui peut seconder l'effet salutaire du traitement, j'ai vu, par les questions qui m'ont été adressées, qu'il m'était indispensable de faire connaître en détail les règles hygiéniques à observer pendant et après le traitement.

Habitation. — Les divers hôtels ou logements particuliers de Vichy réunissent en général toutes les conditions hygiéniques que réclame la position des personnes qui viennent y chercher la santé. Toutes les habitations n'offrent pas, il est vrai, une exposition parfaite, mais elles sont bien distribuées, et leur construction en pierres granitiques scellées à la chaux les rend très-propres à conserver la sécheresse des appartements. Les rues, dans le nouveau Vichy, sont larges, l'air s'y renouvelle et circule facilement ; les jardins sont spacieux et les promenades nombreuses. Le parc, par sa position centrale, ses belles allées, ses

gazons et ses beaux arbres, rend de grands services aux malades, en leur procurant la facilité de
se livrer à l'exercice de la promenade, dans les
courts instants de liberté que leur laissent les diverses parties du traitement.

Vêtements.—La nature des vêtements n'est pas
aussi indifférente qu'on pourrait le penser pour
seconder et rendre plus efficace encore des eaux. Il
convient de choisir ceux qui sont surtout favorables
à l'absorption de la sueur. Sous ce rapport, les
tissus de laine occupent le premier rang ; mais
après ceux-ci, considérés comme matière absor-
bante, viennnent les tissus de coton, qui sont peut-
être préférables, parce qu'ils n'ont pas, autant que
les premiers, la faculté de conserver les miasmes
et les odeurs, ni l'inconvénient de produire sur
la peau de quelques personnes une irritation
quelquefois insupportable. D'après ces considérations, les malades auront soin d'appliquer
sur le corps, soit avant le bain, soit après, des
chemises ou peignoirs de coton, comme le moyen
le plus efficace de réunir tous ces avantages à la
fois. Les tissus de lin et de chanvre sont moins
favorables que ceux dont je viens de parler,
parce qu'ils se mouillent et se sèchent trop rapidement, et qu'ils produisent par là un abaissement de température très-désagréable au corps.

Il est utile, en général, que les malades s'habillent chaudement. Cette précaution est d'autant plus nécessaire que la peau, excitée par la chaleur de l'air, par les bains ou les douches, devient très-impressionnable aux influences atmosphériques.

ALIMENTS DONT ON PEUT FAIRE USAGE.

Le pain, ce principal aliment de l'homme, doit être préparé avec la farine de froment, être blanc, léger et bien levé; celui qui se trouve sur les tables de Vichy réunit toutes ces conditions; il est, par conséquent, très-nourrissant et de facile digestion. Cependant, comme il arrive quelquefois qu'il laisse à désirer sous le rapport de la blancheur, je dois prévenir les malades que ce défaut ne le rend pas nuisible, et qu'il ne tient pas non plus à la nature séléniteuse ni alcaline des eaux des puits, comme quelques personnes l'ont supposé, mais bien aux diverses natures de terrains des environs de Vichy d'où provient le blé.

Au nombre des aliments de nature végétale dont les malades peuvent faire usage sans contrarier l'effet des eaux, nous signalerons d'abord tous ceux qui ont pour base la fécule ; cette classe d'aliments passe avec facilité, et répare très-promptement les forces des gens faibles. Viennent ensuite, parmi les végétaux, les épinards, la laitue, la chicorée, les carottes, les asperges, les cardons, les salsifis, les réceptacles d'artichauts, les choux-fleurs, les choux de Bruxelles, les pommes de terre, les pois et haricots verts. La nature de tous ces légumes se concilie parfaitement avec les propriétés chimiques des eaux ; ils ont, en outre, l'avantage d'être légers, adoucissants et d'une digestion facile.

Les aliments tirés du régime végétal sont préférables toutes les fois que les fonctions vitales éprouvent une excitation quelconque, et le régime animal convient, au contraire, quand l'excitement ne suffit pas, ou après de grandes déperditions de sang.

Toutes les substances alimentaires tirées du règne animal peuvent être employées indistinctement sans détruire ni compromettre le résultat de la cure ; toutefois, il sera nécessaire de faire un choix, à cause de leur digestibilité. Ainsi nous mettrons en première ligne, comme favorables de leur nature : le lait, les œufs, la viande de bœuf, de mouton, de veau, le poulet, l'agneau, le pigeon, le dindon, le canard do-

mestique et le lapin privé, attendu que tous
ces aliments conviennent particulièrement aux
estomacs des personnes affaiblies. Quant au gi-
bier, sa chair est nuisible aux estomacs délicats.
En général, les viandes conviennent mieux rô-
ties que bouillies, parce que le rôti bien fait conserve à la viande son principe alibile ou nour-
rissant, et lui donne cette belle couleur brun
caramel qui rend sa digestion plus facile; ce
mode de cuisson fait aussi perdre aux viandes
blanches leur saveur fade et leur donne le stimu-
lant nécessaire pour réveiller les forces de l'estomac. Le poisson, dont la chair est généralement
d'un goût agréable, tendre et d'une digestion facile, provient, à Vichy, des rivières de la localité
ou des environs. Le saumon est le seul dont on
doive faire usage avec modération, parce qu'il est
très-nourrissant et d'une digestion moins facile
que les autres.

Le beurre, le chocolat, les pruneaux cuits et
les fromages ordinaires peuvent sans inconvénient
servir à la nourriture des personnes qui boivent
les eaux, excepté toutefois le fromage à la crème,
comme nous le verrons plus loin. La salade ne
serait pas nuisible, si l'on pouvait se passer d'introduire dans son assaisonnement du vinaigre et
du poivre. Les fruits secs, les amandes pralinées,

toutes les sucreries enfin qui forment eµ grande partie les desserts des tables de Vichy ne sont point contraires, si ce n'est que la digestion en est très-difficile.

Les fruits, comme nous allons le voir bientôt, doivent être bannis de l'alimentation ; cependant, comme toutes les personnes qui viennent prendre les eaux ne sont pas gravement malades, celles qui n'ont que des affections légères pourront suivre avec moins de rigueur, sous ce rapport, les règles d'un traitement sérieux ; elles pourront, par conséquent, en faire usage avec modération, ainsi que des confitures ou compotes préparées avec ces mêmes fruits.

Il est arrivé souvent que les malades m'ont demandé ce que je pensais de l'usage des glaces et des sorbets. J'ai toujours répondu que ces rafraîchissants n'avaient rien de nuisible à l'action des eaux, mais qu'il fallait éviter seulement de les prendre au moment où le corps se trouve dans une abondante transpiration, pour ne pas déranger la santé.

Quant au café, il doit être interdit aux personnes nerveuses, à cause de la stimulation cérébrale qu'il développe. Pour les autres, si elles en prennent ordinairement, elles pourront le continuer. Le thé, s'il n'agite pas, peut être également autorisé, sans crainte de nuire à l'efficacité du traitement.

ALIMENTS DONT ON DOIT SE PRIVER.

Après avoir désigné d'une manière générale, comme je viens de le faire, les aliments dont on peut faire usage, je vais indiquer, dans le même ordre, ceux qui peuvent produire sur la santé des malades quelque influence fâcheuse, d'abord à cause de la difficulté de leur digestion, et plus particulièrement ensuite sous le rapport des phénomènes chimiques, dont le résultat serait de paralyser l'action d'un des éléments essentiels de l'eau, du bicarbonate de soude, et de nuire, par conséquent, à l'efficacité du traitement.

Au nombre des aliments dont la digestion est difficile, nous trouvons, parmi ceux qui appartiennent au règne animal : le cochon, l'oie, le canard sauvage, le lièvre, et généralement toutes les viandes noires; elles ne conviennent guère qu'aux personnes qui se livrent à la fatigue, et nullement à l'estomac des personnes souffrantes; elles ont, en outre, l'inconvénient grave d'augmenter l'élément acide dans nos humeurs, et de diminuer la quantité des urines, tandis que les aliments de nature végétale donnent des résultats entièrement opposés. Les viandes fumées, les pâtisseries, les fritures où le beurre et la graisse dominent, sont des aliments très-lourds, très-indigestes; c'est pourquoi les malades feront bien de s'en abstenir.

Tous les légumes secs doivent être rejetés, à cause de leur enveloppe, qui est toujours d'une digestion difficile; il en sera de même des champignons. Le sel ni le poivre ne doivent être en excès dans les assaisonnements.

Parmi les aliments de la seconde catégorie, c'est-à-dire ceux qui sont nuisibles par leur nature chimique, nous trouvons en première ligne les fruits; mais avant d'aller plus loin, je crois qu'il est nécessaire, pour mieux convaincre les malades de ce danger, de donner un aperçu succinct de la composition chimique des fruits, afin que ceux qui voudront s'éclairer et ne plus marcher dans une vieille et pernicieuse routine puissent apprécier scientifiquement la valeur de cette recommandation.

Les fruits font partie de cette classe d'aliments que l'on appelle *gommeux*, *muqueux* et *sucrés*; mais à côté de ces principes constituants, il s'en trouve d'autres connus sous le nom d'acides, qui sont: les acides malique, acétique, citrique, tar-

trique, oxalique et gallique, principes qu'on doit
reconnaître, tout d'abord, pour être des plus
nuisibles à l'action et au résultat salutaire des
eaux, parce qu'ils détruisent complétement leurs
propriétés alcalines, propriétés pour lesquelles
les malades viennent tout exprès, et souvent de
fort loin, aux sources de Vichy. Dans cet état de
choses, il faut le dire puisque c'est la vérité, les
personnes qui font usage de ces fruits, au lieu d'a-
voir introduit dans le sang du bicarbonate de
soude, comme c'était leur intention, n'y ont in-
filtré, au contraire, que des tartrates, des citrates
ou des acétates de soude, sans propriétés alcalines,
et dont les effets, ainsi que nous le voyons journellement lorsque nous employons ces préparations dans les diverses maladies, sont tout à
fait différents et nullement analogues à l'action
du bicarbonate alcalin. Ces combinaisons nouvel-
velles, en dénaturant complétement les sels de
Vichy, détruisent aussi, par conséquent, les propriétés particulières et spéciales des eaux, et an-
nulent les effets salutaires qui doivent en être le
résultat. Au nombre de ces fruits malfaisants,
nous citerons l'orange, le citron, les cerises, les
fraises, les groseilles, ainsi que les compotes ou
confitures préparées avec ces mêmes fruits.

L'action des fraises, que quelques médecins re-

commandent positivement, et que d'autres laissent volontiers manger aux malades pendant le
traitement, comme une chose indifférente, est cependant si peu en harmonie avec la nature des
eaux, et si peu conforme au traitement alcalin,
que je dois ici, pour démontrer toute l'inconsé-
quence et la légèreté de semblables conseils, citer
l'observation qui m'a été communiquée par le
professeur Lallemand, membre de l'Institut, qui
m'a autorisé à m'en servir. Pendant son séjour
à la Faculté de Montpellier, plusieurs malades
étant venus, à diverses époques, le consulter pour
des irritations légères de l'appareil digestif, il
leur conseilla, à titre de médication rafraîchis-
sante et tempérante, de faire usage des fraises ;
mais il fut fort étonné d'entendre dire, quelques
jours après, à la plupart de ces malades, qu'ils
rendaient par les urines les fraises qu'ils avaient
mangé. Quoique la chose fût évidemment impossible, le célèbre professeur voulut néanmoins
vérifier la nature du fait, et il vit que les pré-
tendus pepins n'étaient autre chose que l'acide
urique qui, sous forme de sable , se déposait
au fond du vase. Il va sans dire que ce phénomène disparaissait aussitôt que les malades ces-
saient de manger des fraises. Ce qu'il y a de
certain dans toutes ces réactions, c'est que là où

les acides arrivent, le sang perd son alcalinité et prend passagèrement un état acide.

Les acides organiques libres, dit M. Chevreul, ceux qui sont les plus combustibles, tels que l'acide tartrique, l'acide gallique, etc., ne brûlent pas sous cette forme dans l'économie, car ils reparaissent sans altération et sous la même forme dans les urines.

Le fromage à la crème, dont les tables de Vichy sont si largement pourvues, étant très-acide, doit être également rejeté. Il n'est pas douteux, d'après ce qui précède, que les personnes qui, pendant leur traitement, auront ainsi enfreint les règles d'une hygiène aussi rationnelle, n'aient plus tard de grands reproches à se faire, quand elles verront que leurs infirmités n'ont rien perdu de leur intensité. Celles qui connaissaient le danger regretteront alors, mais un peu tard, ainsi que beaucoup m'en ont fait l'aveu, d'avoir cédé trop légèrement à une funeste intempérance, ou à des conseils peu logiques, ou plutôt donnés par un système bien arrêté d'opposition médicale. Aujourd'hui les malades, mieux avertis de l'écueil qu'ils doivent éviter, obtiendront, sans aucun doute, à la suite de leur traitement, un soulagement plus grand et des guérisons plus certaines. Il faudra aussi qu'ils modèrent l'appétit que donnent d'abord les eaux, sans quoi il pourrait arriver un trouble dans la digestion et un malaise général, qui contrarieraient dès le début les bons résultats de la cure.

BOISSONS ALIMENTAIRES.

L'eau pure et limpide est certainement la plus saine, la plus salutaire de toutes les boissons ; elle est le meilleur et le plus actif de tous les dissolvants connus; car aucun ne facilite autant les digestions, et ne donne au chyme et au chyle la consistance, la douceur et la légèreté qui conviennent à leur absorption et à leur circulation dans les étroits vaisseaux chylifères. Elle remplace, en outre, avec le plus grand avantage, la partie séreuse du sang qui s'échappe continuellement par les nombreux pores de la peau, surtout pendant l'été. L'homme d'ailleurs qui ne boit que de l'eau a toujours le teint frais, l'esprit plus libre, le caractère plus doux, plus égal, et la santé mieux affermie. On voit par là qu'aucune boisson ne peut remplacer l'eau, et venir aussi bien qu'elle au secours de nos organes et de nos fonctions.

L'eau douce que l'on trouve dans les puits de

Vichy possède, en outre des sels ordinaires des
-eaux potables, des propriétés alcalines plus ou
moins prononcées, que les pluies augmentent par
le lessivage des terres environnantes. Celle qui
alimente les fontaines publiques vient, par des
conduits souterrains, des montagnes voisines du
Vernay ; elle réunit toutes les conditions d'une
eau douce de bonne qualité. Celles de l'Allier et
du Sichon sont encore plus pures, ainsi que je
m'en suis assuré par diverses analyses.

L'eau de la source des Célestins convient très-
bien aux malades qui désirent faire usage d'eau
minérale à leurs repas ; il faut seulement qu'elle
soit prise pure ou coupée avec l'eau douce, mais
jamais avec le vin. Le vin, de même que toutes
les liqueurs fermentées, ne peut rigoureusement
convenir pendant qu'on boit les eaux de Vichy.
Ainsi que nous l'avons dit plus haut, une simple
énumération des éléments que renferment ces
boissons fera mieux ressortir, je pense, l'inconvénient qu'il y a à ne pas suivre ce conseil.

Le vin se compose d'alcool, de sucre, de tar-
trate *acide* de potasse et de chaux, de sulfate et
d'hydrochlorate de potasse et de soude, d'une
matière colorante, et enfin d'*acide acétique* ou
vinaigre.

La bière contient moins d'alcool, un peu plus de

matière sucrée, un principe amer, de la fécule, une matière végéto-animale, du phosphate de chaux, de l'acide carbonique, et de plus de l'*acide acétique* et *malique*. Le cidre est dans le même cas.

On voit évidemment, d'après l'énumération de tous les principes constituants des boissons alimentaires dont nous faisons habituellement usage, qu'elles ne peuvent qu'être nuisibles à l'action médicale des sources, et par conséquent au bienfait de la cure. Toutes ces boissons, mélangées avant ou pendant qu'elles sont dans l'estomac et qu'elles cheminent à travers la circulation veineuse, pour aller jusqu'au foie, se combinent, décomposent et neutralisent le principe alcalin des eaux, et forment avec lui des sels neutres, d'où découlent des propriétés étrangères, et enfin des résultats nuls ou différents de ceux qu'on espérait obtenir. Quelques chimistes ont écrit que tous les acides organiques étaient détruits ou brûlés par l'oxygénation pulmonaire et transformés en carbonates, ce qui a fait dire à quelques médecins qu'on pouvait, sans inconvénient, prendre des acides en buvant les eaux alcalines. Sans vouloir contester ici cette combustion, on ne peut cependant se refuser à reconnaître, ainsi que nous l'avons vu en parlant des maladies du foie, que cette décomposition neutralisante, par le mélange hé-

térogène des acides avec les alcalis, détruit l'efficacité spéciale de l'eau de Vichy, à l'égard d'une
grande partie de nos organes ; durant le long trajet qu'elle a à parcourir, à l'abri de toute décomposition étrangère à l'organisme, avant d'arriver
jusqu'aux poumons ; région enfin où ces acides
étrangers doivent, dit-on, devenir des carbonates,
après avoir chassé ceux qui se trouvaient tout
naturellement et très-utilement placés dans les
eaux.

Ces phénomènes de décomposition sont d'ailleurs si rapides et si évidents pour tout le monde,
que les malades les voient tous les jours s'opérer
sous leurs yeux, toutes les fois qu'ils mélangent
les eaux de Vichy avec le vin ou d'autres boissons
acides, car partout les carbonates de soude se
laissent décomposer par des acides très-faibles;
et ce qui prouve que ces acides ne sont pas déna-
turés dans l'économie et qu'ils peuvent retenir
dans cet état les sels de Vichy, jusqu'à ce qu'ils
soient éliminés du corps, comme le sont toutes
les substances non assimilables, le bicarbonate
lui-même, c'est que les chimistes Reil et Woehler,
Chevreul et Morichini, dans leurs expériences sur
les urines, ont parfaitement retrouvé les acides
citrique, gallique, tartrique et autres acides végétaux.

Or, vouloir admettre, malgré la preuve matérielle des faits, qu'un semblable mélange ne
puisse être nuisible à la nature spéciale des eaux,
c'est vouloir se tromper soi-même et nier l'évi-
dence. Mais il y a des gens, il faut le dire, qui
éprouvent un plaisir tout particulier à nier et à
combattre ce que le sens commun admet, et dont
l'aveu est pour eux chose impossible.

Le vin, dans tous les cas, n'est pas d'une nécessité indispensable; c'est plutôt le résultat
d'une mauvaise habitude de notre civilisation ;
car les Arabes, les Turcs et bien d'autres peuples encore n'en font point usage, ce qui ne
les empêche pas de jouir d'une santé tout aussi
robuste que la nôtre, soit sous le rapport phy-
sique, soit sous le rapport moral. Quel inconvénient d'ailleurs y aurait-il à se priver de vin pendant un mois, par exemple, temps que dure une
saison de Vichy?

Si cependant des malades, soit par habitude,
soit par raison de santé, se trouvaient dans la nécessité de boire du vin, cette boisson sera coupée
avec de l'eau douce et non avec de l'eau minérale.
Les vins de Bourgogne, et surtout de Bordeaux,
doivent être préférés, comme étant plus légers
et moins acides que les vins ordinaires du pays.
Je recommande en particulier le vin de Bordeaux,

comme très-utile aux malades atteints d'affections gastriques ou intestinales.

Sommeil. — Le sommeil étant le silence des sens et des mouvements volontaires doit être modéré, de six à huit heures, par exemple. Un sommeil porté à l'excès est toujours contraire à la santé; il rend le corps faible, lâche et pesant; le sang s'épaissit, son cours se ralentit et produit un embonpoint excessif; tandis qu'un sommeil modéré rétablit les forces du corps, le rend plus agile, plus dispos, et l'esprit devient plus libre. Il faudra, par conséquent, que les malades se couchent et se lèvent de bonne heure.

Dormir dans la journée est une mauvaise habitude : cette disposition, quand elle existe, est toujours due à la mollesse ou à une alimentation trop abondante. Le sommeil peut cependant être nécessaire aux personnes qui sont obligées de se lever de très-grand matin pour prendre les bains; dans ce cas, il sera d'une heure au plus.

Après avoir passé en revue, ainsi que nous venons de le faire, les qualités utiles ou nuisibles des aliments en particulier, il est encore une autre recommandation relative à la connaissance des substances qui, indépendamment de leur nature, conviennent plus particulièrement à chaque individu. L'expérience, sous ce rapport, peut

mieux faire connaître aux personnes la règle
d'après laquelle elles doivent se guider ; toutefois,
je vais indiquer ici d'une manière générale quelles
sont les principes d'hygiène qu'il convient de
mettre en pratique.

Disons d'abord qu'il est aujourd'hui reconnu
que, pour qu'un homme se porte bien, il faut
qu'il fasse usage d'aliments de nature végétale et
animale, de manière à atténuer par cette combinaison les propriétés trop exclusives de chaque
nature d'aliments en particulier. La sobriété,
toutes choses égales d'ailleurs, est la condition
indispensable pour rendre les eaux efficaces ;
mais comme la quantité d'aliments est relative
à chaque personne, il est impossible de poser
d'avance des règles précises à cet égard ; ce qu'il
y a de certain, c'est qu'en général les malades mangent beaucoup trop, et qu'ils ébranlent
chaque fois par leurs excès les ressorts de leur
constitution et détruisent immédiatement les effets
des eaux, ce qui fait qu'un grand nombre retom-
bent, ou restent constamment malades, ou bien
ne retirent qu'un faible avantage du traitement. Il n'en serait pas ainsi, j'en suis certain,
si chaque malade savait s'arrêter lorsque l'appétit
ne se fait plus sentir. Deux repas suffisent, et
encore faut-il qu'ils soient légers et que les mets

soient simples, attendu qu'une alimentation trop considérable ou trop stimulante est incompatible avec le bon emploi de tous les remèdes. L'estomac, d'ailleurs, ne peut être occupé par deux agents à la fois, cet organe ayant besoin de toutes ses forces pour soutenir l'action des eaux, faciliter leur passage dans le sang. Il est à remarquer également que lorsqu'une personne, dans l'état de santé, prend une quantité d'aliments plus forte que celle qui lui est nécessaire pour vivre, l'excédant de cette nourriture se dépose dans toutes les parties du corps, sous forme de chair et de graisse.

Il ne faut, dans aucun cas, user d'une trop grande variété de mets à chaque repas ; on ne doit faire usage que des plus simples : soutenir doucement l'organisme sans le surexciter, c'est là d'ailleurs une des conditions les plus favorables à la santé.

« Lorsque je vois, disait Adisson, ces tables
« modernes couvertes de toutes les richesses des
« quatre parties du monde, je m'imagine voir la
« goutte, l'hydropisie, la fièvre, la léthargie et la
« plupart des autres maladies cachées en embus-
« cade sous chaque plat. »

En résumé, nous devons prévenir les per-sonnes que toute maladie exige un régime parti-culier, fondé sur la nature du mal et le degré de

l'affection, soit aiguë, soit chronique ; à plus forte
raison quand on doit appliquer à l'organisme
l'action d'un remède aussi puissant et aussi énergique que l'est l'eau minérale de Vichy. Ce
régime est plus utile ici que partout ailleurs, à
cause de la nature du remède, qui ne permet pas
de faire usage de toute sorte d'aliments. Il ne
suffit pas de boire de l'eau pendant un certain
temps, il faut y joindre encore la plus grande sévérité dans la nature des aliments et des boissons, car le bienfait des eaux sera d'autant plus
grand que les malades auront eu l'attention de se
borner à une nourriture convenable et modérée.

Toutes les recommandations qui ont pour but
de conserver précieusement l'alcalinité naturelle
des eaux de Vichy, qui doit être transmise au
sang et à nos humeurs, sont plus importantes
qu'on ne pense généralement ; elles seraient, sans
aucun doute, mieux observées si l'on connaissait
toute l'influence qui lui est réservée dans l'accomplissement des fonctions organiques, ainsi que
nous l'avons démontré en parlant des propriétés
particulières du bicarbonate de soude.

Chaque personne aura soin de se munir de
l'historique de sa maladie, indiquant aux médecins des eaux les moyens mis en usage, les effets
qu'ils ont produits, l'invasion et la marche de la

maladie. Le malade devra étudier en outre l'action des eaux, l'impression qu'elles produisent
sur le cerveau, l'estomac et les intestins, sur la
digestion et les urines ; il observera si elles provoquent des envies de dormir, des coliques ou de
la diarrhée, pour en rendre un compte exact à
son médecin, afin que celui-ci puisse juger s'il ne
serait pas convenable de changer la source, de modi-
fiier l'eau qu'il boit ou celle des bains qu'il prend.

Il faudra éviter le froid et l'humidité, faire en
sorte de ne pas se mettre au bain quand le corps
est en sueur, et de se couvrir plus que d'habitude
en sortant.

Je suis d'avis aussi que les malades recherchent la distraction. A ce sujet, je ne saurais
trop recommander les bals et les concerts établis
et dirigés par le célèbre Strauss; on trouve dans
ces réunions, qui ont lieu dans les salons de
l'établissement, un parfum de bonne compagnie
qu'on rencontre rarement ailleurs au même degré.
Ce délassement de l'esprit, en éloignant tous les
chagrins, produit une diversion salutaire, qui
vient s'ajouter à l'efficacité des eaux. Je dirai
plus, son secours me paraît indispensable aux
personnes affectées d'hypocondrie, car rien n'est
aussi dangereux que la tristesse de l'âme, dont
les effets produisent plus de la moitié des maux

qui affligent l'espèce humaine. C'est ainsi que la peur, l'inquiétude et l'oppression du cœur arrêtent les sécrétions, tandis que les émotions agréables les augmentent. Les diverses partitions musicales écrites par ce gracieux compositeur, et dont l'exécution est parfaite, sont, en général, d'une harmonie douce, gaie et légère; et la variété des motifs offre à chaque assistant un sujet de douce satisfaction musicale.

Il est utile que les malades recherchent également les causeries gaies et familières, les livres récréatifs, les amusements agréables, les promenades à pied ou à cheval, les courses en voiture. Il faudra qu'ils éloignent avec soin les préoccupations d'esprit, l'amertume des passions, le souci des affaires, l'ennui, l'isolement et les tracas de la vie domestique. Ces souffrances, il faut le dire, rendront les eaux et tous les remèdes impuissants, tant que le malade n'aura pas soustrait son âme à leur tyrannie. La vie d'hôtel, sous ce rapport, est très-utile, à cause de la société qu'on y rencontre et du désir commun de se procurer quelques distractions. Toutes ces recommandations, mises en pratique, contribueront à leur tour au rétablissement plus prompt de la santé. Il arrive trop souvent que des malades quittent Vichy avec les mêmes infirmités qu'ils avaient en arrivant, et qu'ils en partent.en accusant les eaux d'avoir été sans efficacité à leur égard. Ces personnes devraient examiner d'abord quelle a été leur conduite pendant la saison, et elles trouveraient, la plupart du temps, que c'est à leur intempérance ou à l'oubli des préceptes d'une sage conduite qu'elles doivent attribuer ce fâcheux résultat.

De la saison.

C'était pendant les mois d'avril, mai et juin. septembre et octobre, qu'on prenait anciennement en boisson les eaux de Vichy. « Cependant, « dit Desbrets, par un abus aussi dangereux qu'in- « concevable, les malades ne se rendent aux eaux « que vers la fin du mois de juin, précisément « dans le temps où ils devraient en discontinuer « l'usage ; il suffit, pour se convaincre de cette « vérité, d'examiner les principes qui minérali- « sent ces eaux, et on voit par là qu'il serait peut- « être moins dangereux de les prendre pendant « le grands froids que pendant les ardeurs de la « canicule. Aussi, qu'arrive-t-il ? c'est que les « malades qui les boivent pendant les mois de

« juillet et d'août éprouvent souvent des douleurs
« de tête, des tiraillements et des contractures
« dans les muscles, des chaleurs dans les en-
« trailles, des insomnies, des constipations si opi-
« niâtres qu'ils sont forcés de renoncer à ce re-
« mède, qui, dans un temps mieux choisi, leur
« aurait fait autant de bien qu'ils en éprouvent
« de mal. »

Je pense néanmoins, malgré l'opinion de Desbrest, qu'il est préférable d'attendre la belle saison, car il n'est pas douteux que la douceur de la
température et la sérénité de l'air ne contribuent
pour beaucoup à les rendre plus efficaces. En
aidant l'action de la cuve thermale, nous devons
faire remarquer que c'est à cette époque que la
transpiration peut s'établir franchement, et que
le besoin de boire et de se baigner se fait le plus
sentir, de telle sorte que, si l'on arrivait à Vichy
avant le mois d'avril, époque où la chaleur n'a pas
encore commencé, comme aussi si l'on y restait
après le mois d'octobre, époque où le froid res-
serre les pores de la peau, il serait, dans les deux
cas, ou trop tôt ou trop tard.

D'après toutes ces considérations, ce n'est qu'à
partir du mois de mai qu'on peut se rendre utilement aux eaux de Vichy, et y rester, avec le même
avantage, jusqu'au mois d'octobre, attendu que

le printemps y commence de bonne heure, et que pendant le mois d'octobre on aperçoit encore des fleurs et des fruits au milieu des champs couverts de verdure.

Une température modérée est toujours plus favorable au traitement des affections nerveuses ou gastro-intestinales, tandis que pour les rhumatismes, les maladies de la peau ou les scrofules, ce sont les chaleurs du mois du mois de juillet et d'août qu'il faudra choisir.

Nul doute que si pendant les mois de juillet et d'août, époque à laquelle il faut prendre les eaux avec précaution, on se laisse aller au désir pressant de boire, nul doute, dis-je, que les eaux, qui doivent être prises avec tant de modération, ne puissent, au milieu des grandes chaleurs, produire des accidents fâcheux, déterminer des douleurs de tête, des ballonnements du ventre, et enfin tous les accidents dont nous avons parlé.

Ce trouble fonctionnel est tellement constant, que le baron Lucas a dit aussi que, dans les grandes chaleurs, il fallait surveiller l'emploi des eaux de Vichy, pour ne pas augmenter les maladies du foie. Quoi qu'il en soit, il n'est pas nécessaire, ainsi que le conseillaient les anciens inspecteurs des eaux, de suspendre le traitement; il faudra seulement ne pas oublier qu'en tout il faut de la

modération, et que cet axiome doit être encore
bien plus observé au moment des grandes chaleurs et des orages que pendant les mois tempérés
de la saison, laquelle commence, à Vichy, le 15
mai, et finit ordinairement au commencement
d'octobre.

Eaux transportées.

Les eaux minérales des sources de Vichy peuvent être transportées, sans aucun doute, et bues à
des distances plus ou moins éloignées. Mais doit-
on conclure de là qu'elles soient aussi salutaires
qu'elles le sont à la source ? Cela devrait être, si
leurs vertus dépendaient uniquement des principes fixes ; mais l'analyse chimique nous apprend
qu'indépendamment de ces principes, elles en ont
aussi de volatiles, susceptibles, par conséquent,
de s'échapper, ou tout au moins de diminuer dans
le trajet.

En effet, l'altération la plus ordinaire des eaux
transportées consiste dans la perte d'une partie
de l'acide carbonique, et par suite d'une très-pe-
tite portion de carbonate terreux, qui se préci-
pite en traînant des traces de fer, ce qui rend les
eaux moins puissantes et d'une digestion plus
difficile, prises loin de leurs sources,

Tardy dit que le sel volatil qui frappe l'odorat des buveurs et qui s'élance hors de la source, charrié par les eaux, ne doit pas y être inutilement.

« C'est une matière éthérée qui, par son affinité « avec les esprits animaux, pénètre sans obstacle « dans tous les réduits des viscères, et va leur « donner un nouveau mouvement et une nouvelle « vie ; mais qu'on ne s'y trompe pas, on ne trouve « cet esprit qu'à leur source ; *c'est là seulement* « *où il se plaît à manifester sa présence et ses bons* « *effets.* »

Mais en supposant qu'elles pussent conserver la totalité de leurs propriétés, ce qui n'est pas, leur action, dans tous les cas, ne pourrait jamais être la même, le malade n'étant pas dans les mêmes conditions hygiéniques, l'air et les lieux n'ayant pas changé, et ses occupations étant les mêmes, toutes choses indispensables pour favoriser l'efficacité des eaux. Il existe, en outre, auprès des fontaines des substances qui flottent dans l'atmosphère et qui agissent aussi sur la santé des malades. Mais, à part toutes ces considérations, la température naturelle de l'eau des sources est toujours une chose importante. On peut, il est vrai, la rétablir en la faisant chauffer au même degré ; mais on ne doit pas s'attendre à ce que l'effet soit semblable ; car l'abaissement de la température diminue ; la force dissolvante de l'eau peut déterminer la séparation de quelques principes fixes.

Ces réflexions sont tellement fondées, que les personnes qui les supportent avec facilité sur les lieux s'en trouvent fort souvent incommodées lorsqu'elles les prennent loin des sources.

Quant au mode de conservation, celui qui se pratique aujourd'hui, et qui consiste à renfermer l'eau puisée au sein de la source dans des bouteilles hermétiquement bouchées, réunit toutes les conditions désirables ; il faut ensuite avoir soin de tenir ces bouteilles dans des endroits frais, à l'abri des gelées et de la chaleur. Dans cet état, l'expérience prouve qu'on peut les conserver plusieurs années de suite, et il n'est pas douteux qu'elles ne puissent produire d'excellents effets ; mais il n'est pas moins vrai aussi que, malgré toutes les précautions, nous conseillons aux personnes qui veulent obtenir des résultats salutaires, efficaces, de faire en sorte de se rendre sur les lieux, car c'est là seulement qu'elles pourront trouver tous les éléments constitutifs auxquels les eaux minérales doivent leurs propriétés médicales. MM. les fermiers, pour diminuer autant que possible les altérations qui peuvent être le résultat du transport et du séjour trop prolongé des eaux loin des sources, ont établi à Paris, rue des Pyramides, et à Londres, 27, Margaret, Street-Regent, des maisons de dépôt dans lesquels les approvisionnements n'ont lieu qu'au fur et à mesure des besoins de la consommation.

Eaux artificielles.

« Allez aux sources naturelles, dit M. Bourdon, le chemin de la nature vaut mieux que le chemin du laboratoire. »

Je ne parle pas ici de l'eau de Vichy artificielle, qui ne peut être comparée à celle qui provient des sources naturelles. Les éléments des eaux naturelles sont réunis dans un état de combinaison toute particulière, que la main des hommes ne peut réaliser ; ils sont minéralisés dans le premier cas, et mélangés seulement dans le laboratoire du chimiste, ce qui fait qu'elles sont plus irritantes que celles que nous recevons de la nature ; il est d'ailleurs bien démontré aujourd'hui que ce mélange du bicarbonate de soude avec les autres substances est pris bientôt après avec répugnance, et l'estomac n'en supporte jamais la même quantité que de celui qui est renfermé dans les eaux naturelles. Les formules pour préparer celles-ci peuvent êtres exactes, mais nous devons exprimer nos doutes, par la raison toute simple que la chimie découvre sans cesse de nouveaux éléments plus ou moins importants dans la plupart des eaux minérales.

Résumé concernant les maladies qui peuvent être traitées avantageusement par les eaux de Vichy.

1° *Organes de la digestion.*

Ces eaux sont salutaires dans toutes les maladies de l'appareil digestif caractérisées par un trouble dans les fonctions digestives, tels que, défaut d'appétit, lenteur, pesanteur, chaleur ou ballonnement avant, pendant ou après les repas, avec inertie ou faiblesse des intestins, borborygmes et alternatives de constipation ou de diarrhée. Maladies que l'on désigne sous les noms de gastralgie, de dyspepsie, d'anorexie, d'entéralgie, de pyrosis ou fer chaud.

Elles sont également convenables dans les embarras gastriques, dans les hypersécrétions des sucs acides ou aigreurs d'estomac, dans la gastrorrhée, les nausées, les vomissements alimentaires glaireux ou bilieux, dans les gastrites, les entérites et colites chroniques, par suite de diarrhée ou de dyssenterie.

Ces eaux sont aussi salutaires dans les maladies avec faiblesses organiques par suite d'altération des fonctions digestives, d'alimentation insuffisante, de fièvres, d'accès rebelles, de diète trop prolongée ou de pertes abondantes de sang, alors même qu'elles s'accompagnent de signes scorbutiques et d'œdème des extrémités. Sous leur influence, l'appétit se réveille, les digestions s'améliorent, la reconstitution ou le remontement organique s'opère, les fonctions générales se régularisent, et les épanchements sous-cutanés sanguins ou séreux se dissipent.

Les eaux de Vichy conviennent particulièrement aussi dans les maladies du foie, telles que l'hépatite aiguë ou chronique, les engorgements, empâtements ou obstructions de cet organe; dans les calculs, les coliques hépatiques ou hépatalgie, dans la jaunisse et les affections ictériques de toute espèce; dans les engorgements de la rate, du pancréas et des glandes mésentériques ou du ventre, alors que les engorgements sont particulièrement la suite de fièvres intermittentes invétérées, accompagnées de tous les signes dont l'ensemble cataractérise la cachexie paludéenne.

2° *Organes de l'appareil urinaire et génital.*

Les eaux de Vichy sont, en outre, favorables

dans les maladies des reins, avec ou sans sécrétions anormales, dans les coliques néphrétiques,
la gravelle d'acide urique, d'urate d'ammoniaque
et d'oxyde lythique, ainsi que dans les calculs
vésicaux de même nature ; dans le catarrhe vésical, l'incontinence d'urine, la paralysie de la
vessie et les pertes séminales.

Dans le diabète et l'albuminurie, dans les engorgements de la matrice et des ovaires, avec
aménorrhée ou défaut d'écoulement des règles.

3° *Appareil de la locomotion.*

Les eaux alcalines sont indiquées, par leur nature spéciale, dans la goutte, le rhumatisme
goutteux articulaire, musculaire ou sciatique,
ainsi que dans les ankyloses récentes.

Elles sont également utiles dans beaucoup de
maladies de la peau que l'on traite aujourd'hui,
avec le plus grand succès, tant à l'extérieur qu'à
l'intérieur, par des solutions de bicarbonate de
soude ou par d'autres préparations alcalines ou sul-
furo-alcalines, telles que les affections papuleuses, le
prurigo, les dartres furfuracées, l'eczéma simplex
ou chronique du cuir chevelu, ou teigne furfuracée,
l'eczéma des parties génitales et des cuisses chez
l'homme et la femme, avec démangeaison, enfin
la gale, que l'on prend souvent pour l'eczéma
simplex. A toutes ces affections M. Devergie ajoute

cértaines formes squameuses de psoriasis, et principalement les diverses variétés de lichen, affection liée, dit cet auteur dans son ouvrage sur les
maladies de la peau, à des gastralgies avec production acide. Ce genre d'herpès est accompagné de
démangeaisons qui sont parfois si insupportables
que les malades sont réveillés et quittent leur lit
pour se mettre au frais ou s'appliquer des corps
froids sur la peau. Le bicarbonate de soude est
encore de nos jours le moyen le plus puissant de
guérison dans ces sortes d'affections.

Ici se termine la tâche que je m'étais imposée ;
j'ai voulu offrir un résumé, aussi complet que le
comporte le cadre que je m'étais tracé, des conseils à adresser non-seulement aux malades qui
viennent prendre les eaux aux sources mêmes,
mais encore à ceux qui, ne pouvant se déplacer,
sont forcés de les boire loin de Vichy. Je serai
heureux et suffisamment récompensé si les avis
que j'ai consignés dans cet ouvrage leur procurent
un retour complet à la santé, ou tout au moins
un soulagement. Car, rendre service à ceux qui
souffrent a toujours été à mes yeux la plus belle
application que l'on puisse faire de l'étude de la
médecine.

FIN.

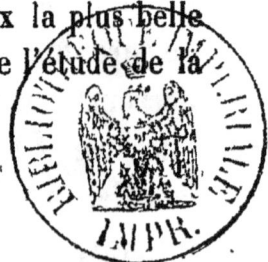

PL N DE LA VILLE DE VI HY.

ANNÉE 1861.

(Guide du Docteur Marchou)

TABLE DES MATIÈRES.

— — — — — —

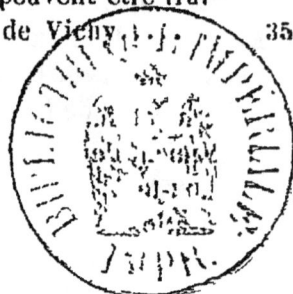

—

RECHERCHES SUR L'ACTION DU BROME SUR L'ÉCO-
NOMIE ANIMALE, considérée sous le rapport toxique;
travail couronné par la Société de chimie médicale de
Paris. — Paris, 1828, in-4°, chez Roret.   2 fr.

BOTANIQUE MÉDICALE, contenant la description et les
propriétés médicales des végétaux, des animaux et
des minéraux, et leurs préparations les plus usitées
en médecine; ornée d'un atlas contenant 17 planches,
représentant 278 plantes gravées avec le plus grand
soin, 3e édition, revue et augmentée.

Par MM. BARTHEZ et JULIA DE FONTENELLE, 2 vol. in-8°,
chez Roret.

       Figures noires....... 18 fr.
       Figures coloriées..... 25

DES PROPRIÉTÉS ÉLECTIVES DES VAISSEAUX AB-
SORBANTS chez l'homme et les animaux. Mémoire
présenté à l'Académie des sciences, le 8 août 1843,
in-8°, à Paris, chez J.-B. Baillière, rue de l'École-de-
Médecine, 17.   2 fr.

RECHERCHES SUR LA PRÉSENCE DE L'ARSENIC dans
les humeurs des malades qui ont fait usage des Eaux
de Vichy.

TYPOGRAPHIE HENNUYER, RUE DU BOULEVARD, 7. BATIGNOLLES
Boulevard extérieur de Paris.

www.ingramcontent.com/pod-product-compliance
Lightning Source LLC
Chambersburg PA
CBHW052106230326
41599CB00054B/4057